Piel

Cáncer

- ➤ Carcinoma de células basales
- ➤ Carcinoma de células escamosas
- ➤ Melanoma
- ➤ Lupos

5 en 1

Dra. Sheila Harrison

Descargo de responsabilidad

Este contenido sirve para proporcionar información general sobre la enfermedad y tiene como objetivo capacitarlo para buscar asistencia médica inmediata si es necesario para prevenir complicaciones. Es fundamental recalcar que esta información no sustituye la consulta a un médico calificado. El campo de la ciencia médica evoluciona continuamente y, debido a la naturaleza dinámica del conocimiento médico, recomendamos buscar asesoramiento de expertos si encuentra alguna inconsistencia o tiene la intención de tomar medidas basadas en la información de este contenido. Nunca ignore la orientación médica profesional ni retrase el tratamiento basándose en algo que haya leído en línea, incluido este material, o de cualquier otra fuente en línea. Recuerda siempre que Internet no puede curarte; más bien, la curación se produce a través de la guía de profesionales médicos y la providencia de Dios.

Tabla de contenidos

Sección 1

Piel Cáncer

Cáncer de piel

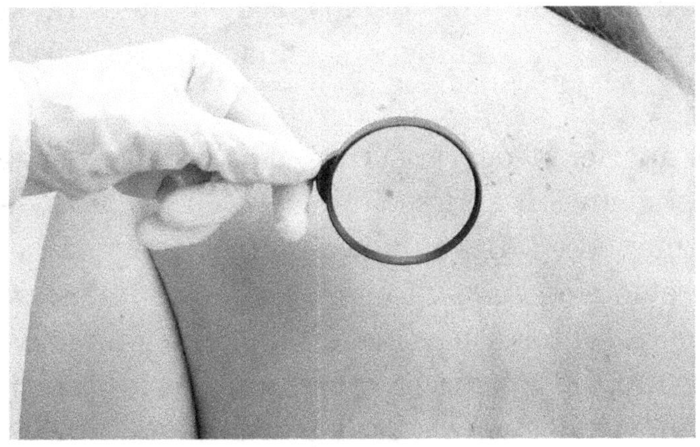

Anteriormente, prevalecía la creencia de que las personas de piel clara eran el grupo principal con mayor riesgo de desarrollar cáncer de piel. Sin embargo, nuestro conocimiento actual reconoce la influencia de otros factores, particularmente nuestra exposición a la luz solar. A continuación se ofrece una descripción general de lo que se debe tener en cuenta con respecto al cáncer de piel.

El cáncer se manifiesta cuando las células muestran un comportamiento anormal, proliferando sin control y dando lugar a un tumor que puede extenderse a tejidos cercanos y órganos distantes. En el contexto del cáncer de piel, el tumor se origina en la piel. Si bien la mayoría de los casos de cáncer de piel se inician en áreas expuestas al sol, hay casos en los que el cáncer se desarrolla en áreas que normalmente no están expuestas a la luz solar. Existen varios tipos de cáncer de piel, cada uno de los cuales muestra síntomas distintos y requiere enfoques de tratamiento específicos.

La aparición de cáncer de piel está relacionada con alteraciones en el crecimiento de las células de la piel, a menudo atribuidas a la exposición a la luz ultravioleta. Los síntomas pueden manifestarse como nuevos bultos o parches en la piel o alteraciones en el tamaño, la forma o el color de los crecimientos cutáneos existentes. La detección temprana es crucial, ya que la mayoría de los casos de cáncer de piel son tratables. Las opciones de tratamiento abarcan cirugía de Mohs, crioterapia, quimioterapia y radiación.

El cáncer de piel se caracteriza por el crecimiento anormal de células en los tejidos de la piel. Normalmente, a medida que las células de la piel envejecen y mueren, nuevas células las reemplazan. Sin embargo, cuando este proceso se interrumpe, como después de la exposición a la luz ultravioleta (UV) del sol, las células pueden experimentar un crecimiento acelerado. Estas células pueden ser no cancerosas (benignas), sin propagación ni daño, o cancerosas.

Si no se identifica a tiempo, el cáncer de piel tiene el potencial de propagarse al tejido adyacente u otras partes del cuerpo. Afortunadamente, la detección y el tratamiento temprano conducen a resultados exitosos en la mayoría de los casos. Por lo tanto, es imperativo consultar con su proveedor de atención médica si observa algún signo potencial de cáncer de piel.

Tipos de cáncer de piel

Existen tres tipos principales de cáncer de piel, cada uno de los cuales se origina a partir de distintos tipos de células.

- **Carcinoma de células basales:** Este tipo se desarrolla en las células basales situadas en la parte inferior de la epidermis, la capa más externa de la piel.

- **Carcinoma de células escamosas:** Este tipo de cáncer de piel, que surge en las células escamosas de la capa externa de la piel, se caracteriza por su formación en la epidermis.

- **Melanoma:** La forma más grave de cáncer de piel, el melanoma, surge de unas células conocidas como melanocitos. Los melanocitos son responsables de producir melanina, el pigmento marrón que da color a la piel y ofrece protección contra algunos de los dañinos rayos ultravioleta del sol. La gravedad del melanoma se debe a su potencial para extenderse a otras áreas del cuerpo.

Otros tipos de cáncer de piel incluyen:

- Carcinoma de células de Merkel.

- Sarcoma de Kaposi.

- Carcinoma de glándulas sebáceas.

- Dermatofibrosarcoma protuberante.

¿Qué tan común es el cáncer de piel?

El cáncer de piel es el cáncer diagnosticado con mayor frecuencia en los Estados Unidos. Sorprendentemente, aproximadamente 1 de cada 5 personas experimentará un diagnóstico de cáncer de piel en algún momento de sus vidas.

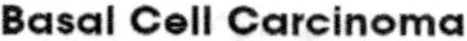

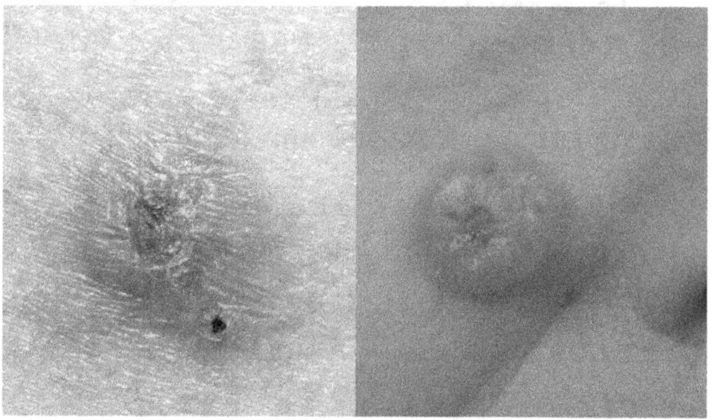

Squamous Cell Carcinoma

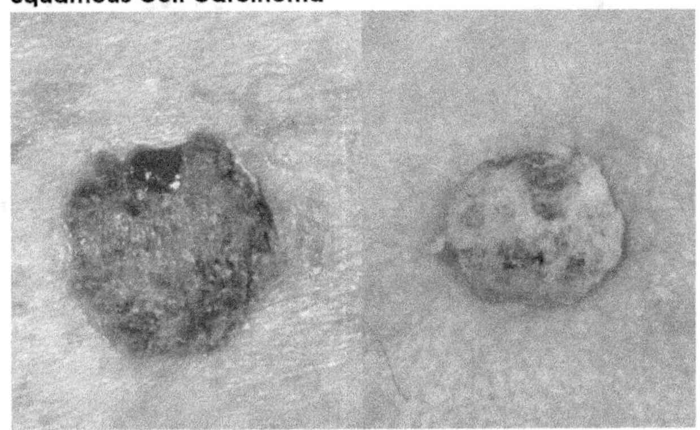

Melanoma

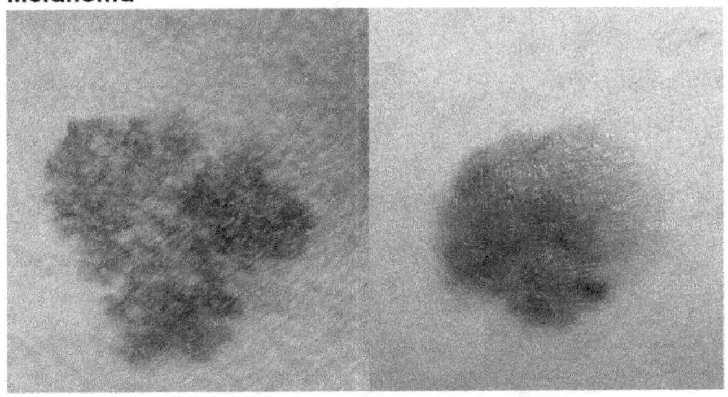

Merkel Cell Carcinoma

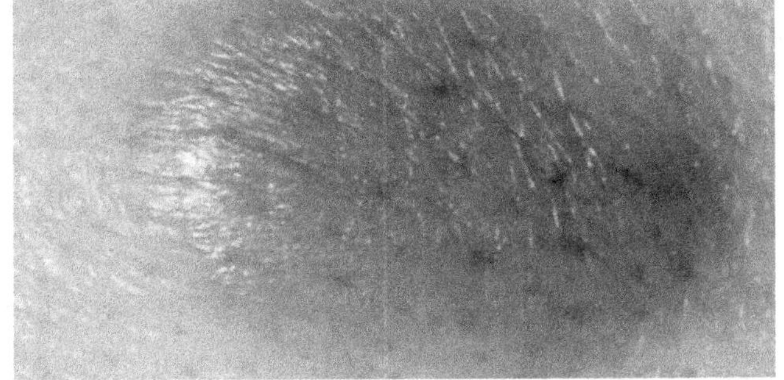

Signos y síntomas del cáncer de piel

La principal señal de advertencia del cáncer de piel generalmente se manifiesta como un cambio en la piel, que puede implicar la aparición de un nuevo crecimiento o alteraciones en un crecimiento o lunar existente. Los síntomas del cáncer de piel abarcan:

- Lunar nuevo o cambios en un lunar existente: esto puede incluir cambios de tamaño, forma, color o casos en los que el lunar comienza a sangrar.

- Protuberancia nacarada o cerosa: particularmente notable en la cara, las orejas o el cuello.

- Parche o protuberancia plana, rosada/roja o marrón: un área distintiva de la piel que parece plana y está coloreada en tonos rosados, rojos o marrones.

- Áreas parecidas a cicatrices en la piel: Regiones de la piel que se asemejan a cicatrices en apariencia.

- Llagas con costras o sangrado: llagas que presentan una textura con costras, tienen una depresión en el medio o son propensas a sangrar con frecuencia.

- Heridas o llagas que no sanan: Heridas o llagas persistentes que no sanan o reaparecen después de la curación.

- Lesiones ásperas y escamosas: Lesiones ásperas y escamosas, a menudo acompañadas de picazón, sangrado y formación de costras.

¿Cómo se ve el cáncer de piel?

El cáncer de piel se ve diferente según el tipo de cáncer de piel que tenga. Pensar en la regla ABCDE le indica a qué señales debe prestar atención:

- **Asimetría:** Forma irregular.

- **Borde:** Bordes borrosos o de forma irregular.

- **Color:** Topo con más de un color.

- **Diámetro:** Más grande que el borrador de un lápiz (6 milímetros).

- **Evolución:** Creciendo, cambiando de forma, color o tamaño. (Esta es la señal más importante).

Si te preocupa un lunar u otra lesión de piel, programe una cita y muéstrese a su proveedor de atención médica. Le revisarán la piel y es posible que le pidan que vea a un dermatólogo y haga que la lesión sea evaluada más a fondo.

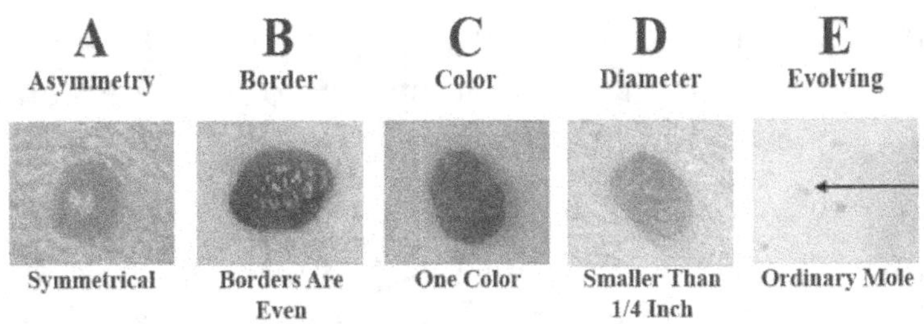

Causas de la condición de cáncer de piel

La causa principal del cáncer de piel es la exposición excesiva a la luz solar, especialmente en casos de quemaduras solares y ampollas. Los rayos ultravioleta (UV) de la luz solar dañan el ADN de la piel, lo que lleva a la formación de células anormales que se multiplican rápidamente de manera desorganizada y forman una masa cancerosa.

Cáncer de piel Factores de riesgo

El cáncer de piel puede afectar a cualquier persona, independientemente de su raza o sexo, aunque determinados grupos pueden tener una mayor incidencia. Antes de los 50 años, las mujeres y las personas asignadas como mujer al nacer (AFAB) son diagnosticadas con mayor frecuencia, mientras que después de los 50 años, se vuelve más prevalente en los hombres y las personas asignadas como hombre al nacer (AMAB). Además, las personas blancas no hispanas enfrentan un mayor riesgo, siendo la incidencia aproximadamente 30 veces mayor que la de las personas negras no hispanas o las de ascendencia asiática o isleña del Pacífico. Desafortunadamente, el cáncer de piel a menudo se detecta en etapas posteriores en personas con tonos de piel más oscuros, lo que plantea mayores desafíos para el tratamiento.

Si bien el cáncer de piel puede afectar a cualquier persona, ciertos factores aumentan el riesgo, incluso si usted:

- Dedique mucho tiempo a trabajar o realizar actividades al aire libre bajo el sol.

- Experimenta susceptibilidad a quemaduras solares o tiene antecedentes de incidentes de quemaduras solares.

- Residir en un clima con abundante luz solar o en altitudes elevadas.

- Participar en prácticas de bronceado o utilizar camas solares.

- Poseen características como ojos de color claro, cabello rubio o pelirrojo y piel clara o pecosa.

- Tener numerosos lunares o lunares con formas irregulares.

- Se presenta con queratosis actínica, caracterizada por crecimientos cutáneos precancerosos con manchas ásperas, escamosas y de color rosa oscuro a marrón.

- Tener antecedentes familiares de cáncer de piel.

- Se sometió a procedimientos de trasplante de órganos.

- Tome medicamentos que supriman o debiliten el sistema inmunológico.

- Se ha sometido a una terapia con luz ultravioleta para afecciones de la piel como eczema o psoriasis.

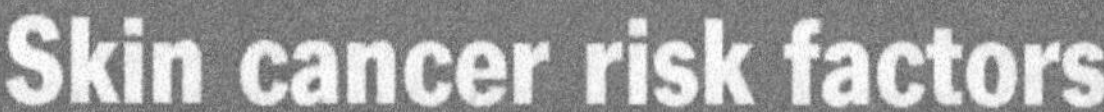

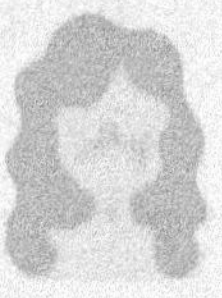

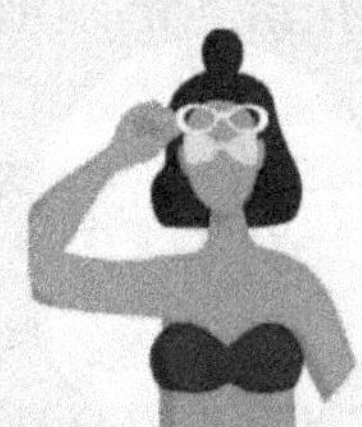

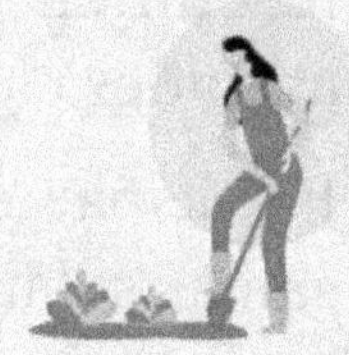

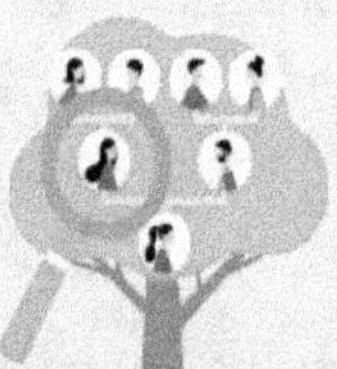

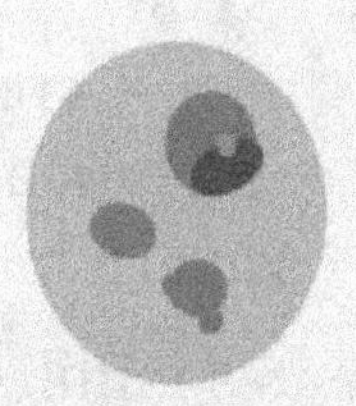

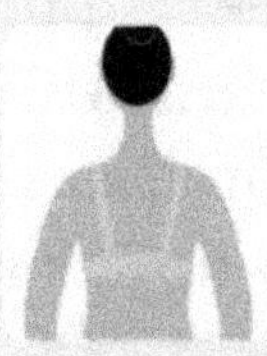

Diagnóstico y pruebas

Diagnóstico del cáncer de piel

Inicialmente, un dermatólogo puede preguntarle si ha observado alguna alteración en los lunares, pecas u otras manchas de la piel existentes, o si ha identificado nuevos crecimientos en la piel. Posteriormente, se realizará un examen completo de toda su piel, que abarca el cuero cabelludo, las orejas, las palmas de las manos, las plantas de los pies, las áreas entre los dedos de los pies, alrededor de los genitales y entre las nalgas.

Pruebas clínicas para el diagnóstico del cáncer de piel

Si su proveedor de atención médica sospecha cáncer de piel, se puede realizar una biopsia. Durante una biopsia, se toma una muestra de tejido y se envía a un laboratorio para que un patólogo la examine bajo un microscopio. Luego, su dermatólogo le informará sobre la presencia de cáncer de piel, especificará su tipo y entablará una conversación sobre las opciones de tratamiento disponibles.

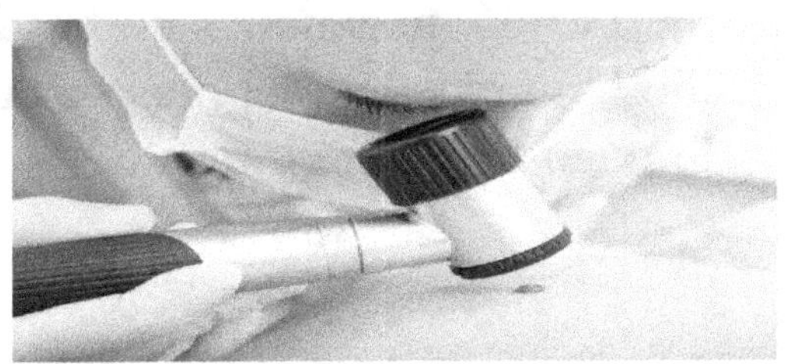

Etapas del cáncer de piel

Las etapas del cáncer brindan información sobre la extensión del cáncer dentro del cuerpo, desde la etapa o hasta la etapa IV. Por lo general, los números más altos indican una propagación más extensa y una mayor dificultad en el tratamiento. Sin embargo, es importante tener en cuenta que la estadificación del melanoma difiere de la de los cánceres de piel no melanoma que se originan en células basales o escamosas.

Estadificación del melanoma

- **Etapa o**(melanoma in situ): el melanoma se encuentra solo en la capa superior de la piel.

- **Etapa I**: El melanoma es de bajo riesgo y no hay evidencia de que se haya propagado. Generalmente es curable con cirugía.

- **Etapa II:** Tiene algunas características que indican que es probable que regrese (recurra), pero no hay evidencia de propagación.

- **Etapa III:** El melanoma se ha diseminado a los ganglios linfáticos cercanos o a la piel cercana.

- **Etapa IV:** El melanoma se ha diseminado a ganglios linfáticos o piel más distantes, o se ha diseminado a órganos internos.

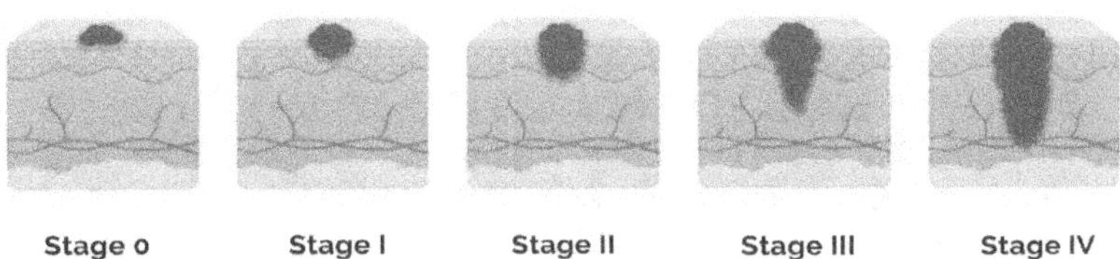

Estadificación no melanoma

- **Etapa 0:** El cáncer está sólo en la capa superior de la piel.

- **Etapa I (1):** El cáncer se encuentra en las capas superior y media de la piel.

- **Etapa II (2):** El cáncer se encuentra en las capas superior y media de la piel y se mueve para atacar los nervios o las capas más profundas de la piel.

- **Etapa III (3):** El cáncer se ha extendido más allá de la piel hasta los ganglios linfáticos.

- **Etapa IV (4):** El cáncer se ha extendido a otras partes de su cuerpo y a sus órganos como el hígado, los pulmones o el cerebro.

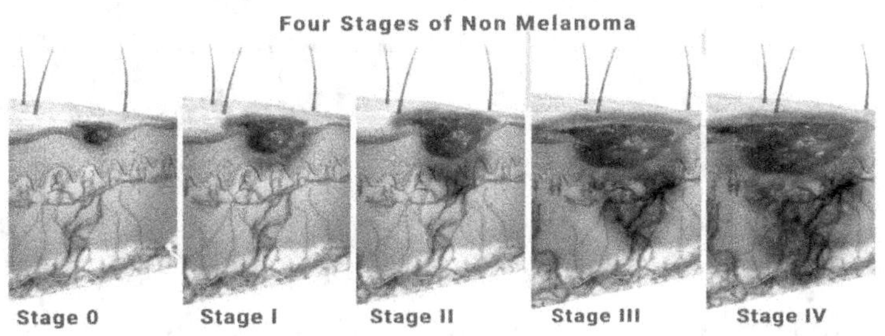

Manejo y tratamiento

Tratamiento del cáncer de piel

La elección del tratamiento para el cáncer de piel depende del estadio del cáncer. En algunos casos, una biopsia por sí sola puede ser suficiente para extirpar tejido canceroso pequeño y de superficie limitada. Varios tratamientos, ya sea solos o en combinación, incluyen:

- **Crioterapia:** Los dermatólogos emplean nitrógeno líquido para congelar el cáncer de piel, y las células muertas se desprenden después del tratamiento.

- **Cirugía de escisión:** El dermatólogo extirpa el tumor junto con la piel sana circundante para garantizar la eliminación completa del cáncer.

- **Cirugía de Mohs:** Este procedimiento implica la extirpación únicamente del tejido enfermo, preservando la mayor cantidad posible de tejido normal circundante. Se usa comúnmente para tratar cánceres de células basales y de células escamosas, así como otros cánceres de piel en áreas sensibles o cosméticamente importantes.

- **Legrado y Electrodesecación:** Los dermatólogos utilizan un instrumento con forma de bucle para raspar las células cancerosas del tumor, seguido de una aguja eléctrica para destruir las células cancerosas restantes. Este enfoque se utiliza a menudo para los cánceres de células basales y de células escamosas, así como para los tumores precancerosos de la piel.

- **Quimioterapia:** Los dermatólogos y oncólogos utilizan medicamentos para eliminar las células cancerosas. La quimioterapia tópica se puede aplicar directamente a la capa superior de la piel, mientras que las píldoras o la administración intravenosa son opciones si el cáncer se ha diseminado.

- **Inmunoterapia:** Los oncólogos administran medicamentos para entrenar al sistema inmunológico para que apunte y elimine las células cancerosas.

- **Radioterapia:** Los oncólogos radioterapeutas utilizan fuertes rayos de energía para matar las células cancerosas o inhibir su crecimiento y división.

- **Terapia fotodinámica:** Los dermatólogos aplican medicamentos sobre la piel y la activan con una luz fluorescente azul o roja. Esta terapia destruye selectivamente las células precancerosas y preserva las células normales.

Complicaciones/efectos secundarios del tratamiento.

Los efectos secundarios del tratamiento del cáncer de piel dependen de las intervenciones elegidas y recomendadas por su proveedor de atención médica. La quimioterapia, un tratamiento común, puede provocar náuseas, vómitos, diarrea y caída del cabello. Otros posibles efectos secundarios o complicaciones asociados con el tratamiento del cáncer de piel abarcan:

- Sangrado.
- Dolor e hinchazón.
- Cicatrices.
- Daño a los nervios que resulta en pérdida de sensibilidad.
- Infección en la piel.
- Nuevo crecimiento del tumor después de su extirpación.
- Hiperpigmentación

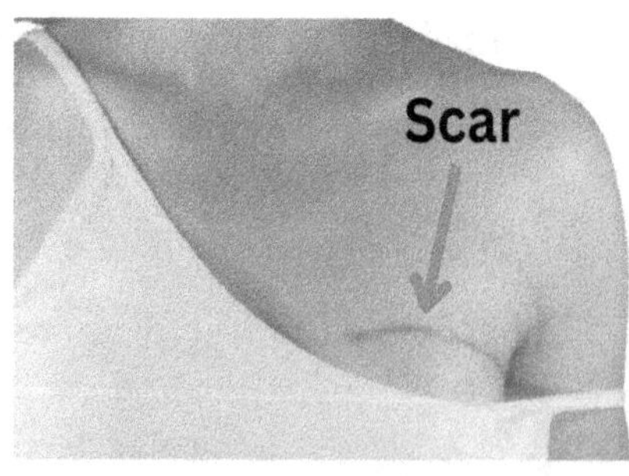

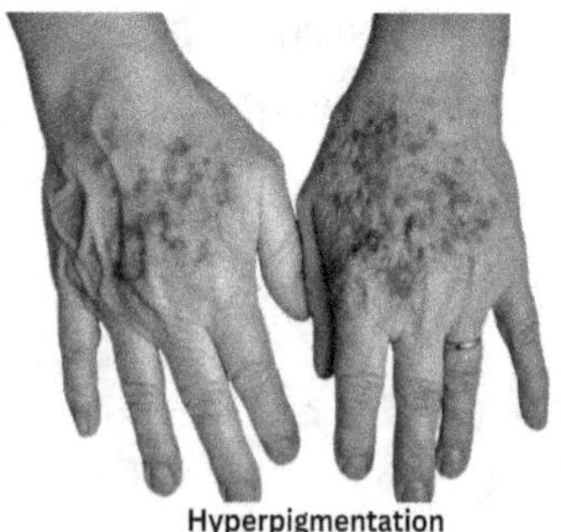

Hyperpigmentation

Prevención Cáncer de piel

¿Se puede prevenir el cáncer de piel?

A menudo es posible prevenir el cáncer de piel. La clave es minimizar la exposición excesiva a la luz solar y evitar las quemaduras solares, ya que la exposición prolongada a los rayos ultravioleta puede dañar la piel y provocar potencialmente cáncer de piel.

Cómo reducir el riesgo de contraer cáncer de piel

Para protegerse del cáncer de piel, considere las siguientes medidas:

- Utilice protector solar: Aplique protector solar de amplio espectro con SPF 30 o superior, protegiendo contra los rayos UV-B y UV-A. Aplicar 30 minutos antes de salir a la calle y utilizarlo a diario, incluso en días nublados y durante el invierno.

- Use sombreros: elija sombreros de ala ancha para proteger su cara y orejas del sol.

- Use ropa protectora: opte por camisas y pantalones de manga larga, y busque ropa etiquetada con un factor de protección ultravioleta para una defensa adicional.

- Gafas de sol: Proteja sus ojos usando gafas de sol que bloqueen los rayos UV-B y UV-A.

- Bálsamo labial: Utilice un bálsamo labial con protector solar.

- Evitar el sol: Manténgase alejado del sol entre las 10 a. m. y las 4 p. m., cuando los rayos ultravioleta son más fuertes.

- Evite las camas de bronceado: opte por productos bronceadores en aerosol en lugar de camas de bronceado.

- Verifique los medicamentos: consulte a su proveedor de atención médica o farmacéutico para determinar si algún medicamento que toma aumenta la sensibilidad a la luz solar.

- Controles periódicos de la piel: Examine rutinariamente su piel para detectar cambios en el tamaño, la forma o el color de los crecimientos o el desarrollo de nuevas manchas. Incluya el cuero cabelludo, las orejas, las manos, los pies, la zona entre los dedos, el área genital y las nalgas. Utilice espejos y fotografías para controlar los cambios a lo largo del tiempo y programe un examen de la piel de todo el cuerpo con su dermatólogo si nota algún cambio en los lunares u otras manchas.

Pronóstico / Estancia

Qué esperar o tener en cuenta cuando se tiene cáncer de piel

La detección y el tratamiento tempranos aumentan significativamente la probabilidad de curar casi todos los cánceres de piel antes de que se propaguen. Cuanto antes se identifique y elimine el cáncer de piel, mayores serán las posibilidades de una recuperación completa. El seguimiento constante con su dermatólogo es fundamental para controlar cualquier posible recurrencia y, si nota algún cambio preocupante, es importante comunicarse con su médico de inmediato.

El melanoma, en particular, se asocia con muertes relacionadas con el cáncer de piel. Las tasas de supervivencia a cinco años para el melanoma son las siguientes:

- Tasa de supervivencia del 99 %: si se detecta antes de propagarse a los ganglios linfáticos.

- Tasa de supervivencia del 66%: si se ha diseminado a los ganglios linfáticos cercanos.

- Tasa de supervivencia del 27%: si se ha diseminado a ganglios linfáticos distantes y otros órganos.

Cuándo consultar a su médico

Es fundamental programar una cita con un médico o dermatólogo de inmediato si observa:

- **Cambios en tu piel:** Cualquier alteración o cambio en el tamaño, forma o color de lunares existentes u otras lesiones cutáneas.

- **Nuevos crecimientos:** La aparición repentina de un nuevo crecimiento en la piel.

- **Llagas que no curan:** Llagas que persisten y no sanan.

- **Lugares inusuales:** Manchas en tu piel que se diferencian de las demás.

- **Puntos cambiantes, con picazón o sangrado:** Cualquier mancha que esté sufriendo cambios, que cause picazón o que presente sangrado.

Su proveedor de atención médica revisará su piel, tomará una biopsia (si es necesario), hará un diagnóstico y discutirá el tratamiento. Además, consulte a un dermatólogo anualmente para una revisión completa de la piel.

Preguntas para hacerle a su médico

Cuando consulte con su dermatólogo, considere hacer las siguientes preguntas:

- **Tipo de cáncer de piel:** ¿Qué tipo específico de cáncer de piel tengo?

- **Etapa del cáncer:**¿En qué etapa se encuentra mi cáncer de piel?

- **Pruebas de diagnóstico:** ¿Qué pruebas serán necesarias para mi caso?

- **Tratamiento óptimo:** ¿Cuál es el tratamiento recomendado para mi cáncer de piel?

- **Efectos secundarios del tratamiento:** ¿Qué posibles efectos secundarios debo anticipar del tratamiento recomendado?

- **Posibles complicaciones:** ¿Existen posibles complicaciones asociadas tanto con el cáncer en sí como con su tratamiento?

- **Gastos esperados:** ¿Qué resultado o pronóstico puedo esperar?

- **Riesgo de cánceres adicionales:**¿Tengo un mayor riesgo de desarrollar más cánceres de piel?

- **Chequeos de seguimiento:** ¿Con qué frecuencia debo programar controles de seguimiento para seguimiento y evaluación?

Preguntas frecuentes adicionales sobre el cáncer de piel

¿Cómo se convierte el cáncer de piel en un cáncer potencialmente mortal?

Es una pregunta común preguntarse cómo el cáncer en la superficie de la piel puede llegar a ser potencialmente mortal. Si bien puede parecer intuitivo que raspar la piel con células cancerosas o someterse a una cirugía menor de la piel podría ser suficiente, estas técnicas son efectivamente efectivas cuando el cáncer se detecta temprano.

Sin embargo, si el cáncer de piel no se identifica en sus primeras etapas, lo que inicialmente parece estar confinado a la piel puede crecer y extenderse más allá del área inmediata. Las células cancerosas tienen la capacidad de desprenderse, viajar por el torrente sanguíneo o el sistema linfático y asentarse en otras partes del cuerpo. Una vez allí, pueden proliferar formando nuevos tumores. Este proceso de viaje y propagación se conoce como metástasis.

La designación del cáncer, incluida su gravedad y amenaza potencial, está determinada por el tipo de célula cancerosa de la que se originó, conocido como cáncer primario. Por ejemplo, si el melanoma maligno, un tipo de cáncer de piel, hace metástasis en los pulmones, todavía se lo denomina melanoma maligno.

Esto ilustra cómo un cáncer de piel aparentemente superficial puede transformarse en una afección potencialmente mortal mediante el proceso de metástasis.

¿Por qué el cáncer de piel ocurre en más áreas del cuerpo no expuestas al sol en personas de color?

Los científicos no comprenden completamente las razones por las que las personas con tonos de piel más oscuros desarrollan cáncer en áreas no expuestas al sol, como las palmas de las manos y las plantas de los pies. Si bien creen que la luz solar es un factor menor en estos casos, los dermatólogos aún observan casos de melanomas y cáncer de piel de células escamosas inducidos por la luz solar ultravioleta en personas con tonos de piel que van desde claros hasta muy oscuros.

¿Todos los lunares son cancerosos?

La mayoría de los lunares son benignos, algunos están presentes desde el nacimiento y otros se desarrollan hasta alrededor de los 40 años. Los adultos suelen tener entre 10 y 40 lunares. Si bien la mayoría de los lunares no son cancerosos, existe una rara posibilidad de que un lunar se transforme en melanoma. Tener más de 50 lunares aumenta la probabilidad de desarrollar melanoma.

Es importante tener en cuenta que el cáncer de piel puede afectar a cualquier persona y lo que podría parecer una imperfección cosmética inofensiva podría ser más importante. Los autocontroles periódicos para detectar cambios en las manchas de la piel o nuevos crecimientos son cruciales, especialmente para quienes tienen un mayor riesgo de cáncer de piel.

La piel, al ser el órgano más grande, requiere una atención similar a otros problemas de salud. Realizar autocontroles cutáneos mensuales, tomar medidas para proteger la piel del sol y programar controles cutáneos periódicos con un dermatólogo son esenciales para mantener la salud de la piel.

Basal Célula Carcinoma

Carcinoma de células basales

El carcinoma de células basales, una forma de cáncer de piel, se manifiesta como un bulto, protuberancia o lesión en la capa externa de la piel (epidermis). Estos crecimientos suelen aparecer en áreas expuestas a mucha luz solar. El pronóstico es favorable con tratamiento para extirpar el cáncer de la piel.

Este tipo de cáncer de piel, conocido como carcinoma de células basales (CCB), se origina en las células basales situadas en la parte inferior de la epidermis, la capa más externa de la piel. El carcinoma de células basales se presenta como una pequeña protuberancia, ocasionalmente brillante, o una mancha plana y escamosa en la piel, que se expande gradualmente con el tiempo.

¿Qué son las células basales?

Las células basales son células pequeñas ubicadas en la capa externa de la piel, conocida como epidermis, la capa visible y táctil del cuerpo. Estas células desempeñan un papel crucial en la generación de nuevas células de la piel mediante un proceso de división y replicación. A medida que las células basales producen células nuevas, las células más viejas de la piel se mueven hacia la superficie de la epidermis, donde finalmente mueren y se eliminan del cuerpo. Este proceso de renovación continua contribuye al mantenimiento y regeneración de la piel.

¿A quién afecta el carcinoma de células basales?

El carcinoma de células basales (CCB) puede afectar a cualquier persona, pero es un poco más común entre los hombres y las personas asignadas como varones al nacer. Ocurre con mayor frecuencia en personas mayores de 50 años. Las personas de piel clara y ojos claros tienen más probabilidades de contraer BCC. Las personas que alguna vez tuvieron BCC tienen un mayor riesgo de desarrollar otro cáncer de piel no melanoma en el futuro.

¿Qué tan común es el carcinoma de células basales?

El carcinoma de células basales tiene la distinción de ser el tipo de cáncer más prevalente y la forma más común de cáncer de piel. Sólo en Estados Unidos, el recuento anual de nuevos casos supera los 4 millones

Tipos de carcinoma de células basales

El carcinoma de células basales (CCB) se presenta en cuatro tipos principales:

- **Nodular:** La forma más frecuente se asemeja a un grano redondo con vasos sanguíneos visibles (telangiectasias).

- **Difusión superficial:** Este tipo produce lesiones que aparecen como marcas pequeñas y superficiales de un color ligeramente más claro que la piel circundante. Se encuentra comúnmente en el tronco, brazos y piernas.

- **Esclerosante (morfología):** Lesiones cancerosas que se asemejan a cicatrices que se expanden gradualmente, a menudo se observan en la cara. También puede manifestarse como un pequeño punto rojo en la piel.

- **pigmentados:** Un tipo raro de BCC que causa hiperpigmentación, donde un área de la piel se vuelve más oscura que su entorno.

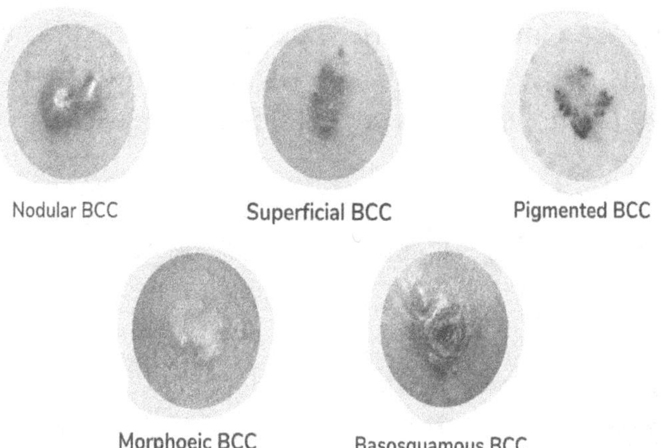

Signos y síntomas del carcinoma de células basales

Los síntomas del carcinoma de células basales abarcan:

- Anormalidades de la piel: Presencia de bultos, protuberancias, granos, costras o lesiones escamosas.

- Translucidez: el bulto puede ser ligeramente transparente y parecerse mucho al color normal de la piel, o puede variar de blanco a rosa, de marrón a negro o incluso de negro a azul.

- Apariencia brillante: el bulto puede presentar una textura más brillante que la piel circundante, a menudo con pequeños vasos sanguíneos visibles.

- Crecimiento gradual: el bulto puede crecer gradualmente con el tiempo.

- Picazón o dolor: puede causar picazón o dolor en el área afectada.

- Formación de úlceras: el bulto puede convertirse en una úlcera, potencialmente supurando un líquido transparente o sangrando al contacto.

Ubicaciones en el cuerpo

Los carcinomas de células basales generalmente se manifiestan en áreas del cuerpo expuestas al sol. Los lugares más frecuentes de aparición de BCC incluyen:

● Rostro.	● Piernas.
● Cuero cabelludo.	● Orejas.
● Nariz.	● Brazos.
● Párpados.	

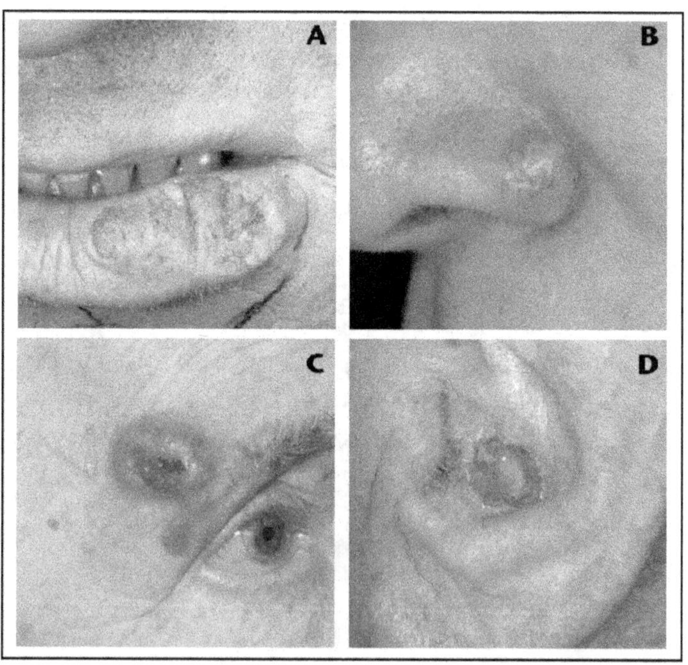

Causas del carcinoma de células basales

El carcinoma de células basales se desencadena por un cambio en el ADN, a menudo inducido por una exposición excesiva a los rayos ultravioleta (UV) de la luz solar o de las camas de bronceado. Sus genes proporcionan instrucciones al ADN de su cuerpo para generar nuevas células, reemplazando aquellas que llegan al final de su vida útil mediante la replicación. Si una mutación afecta sus genes, el ADN pierde su capacidad de proporcionar instrucciones para la renovación celular adecuada.

Las células basales, responsables de generar nuevas células, funcionan de manera similar a un interruptor de luz. Cuando su "interruptor de luz" está encendido, producen nuevas células y cuando está apagado, el proceso se detiene. Si se producen mutaciones genéticas, las células basales no pueden desactivarse, lo que provoca una producción celular excesiva y la formación de bultos o lesiones en la capa externa de la piel (epidermis).

En casos raros, una afección hereditaria llamada síndrome de nuevo de células basales (síndrome de Gorlin) puede provocar el desarrollo de carcinoma de células basales en la infancia.

Diagnóstico y pruebas

Diagnóstico del carcinoma de células basales

La sospecha de un diagnóstico de carcinoma de células basales por parte de su proveedor de atención médica puede surgir según la apariencia de la lesión cutánea. Para confirmar el diagnóstico, su proveedor realizará un examen físico y le preguntará acerca de sus síntomas, que incluyen:

- Inicio: ¿Cuándo apareció por primera vez el bulto o lesión en la piel?

- Cambios de tamaño: ¿Ha sufrido la lesión algún cambio de tamaño?

- Cambios visuales: ¿La lesión se ve diferente hoy en comparación con cuando la notó por primera vez?

- Sensaciones: ¿La lesión se acompaña de dolor o picazón?

- Historial médico: ¿Ha experimentado anteriormente cáncer de piel?

Estas preguntas y el examen físico ayudan a su proveedor de atención médica a recopilar información esencial para determinar la probabilidad de carcinoma de células basales.

Pruebas Clínicas de diagnóstico del Carcinoma Basocelular

Después de un examen físico, su proveedor puede recomendar pruebas para confirmar el diagnóstico de carcinoma de células basales, que podrían implicar:

- **Biopsia de piel:** Extirpación de una porción del área de la piel afectada (lesión) para examen microscópico.

- **Pruebas de Imagen:** Si bien el carcinoma de células basales rara vez se propaga por todo el cuerpo, si hay sospechas de metástasis, su proveedor podría realizar una resonancia magnética o una tomografía computarizada para detectar cáncer en los ganglios linfáticos o en los órganos internos.

Después de estas evaluaciones, su proveedor determina la etapa de su diagnóstico mediante:

- **Características de la lesión:**Identificar el tamaño de la lesión (tumor) y evaluar si ha crecido más profundamente en los tejidos.

- **Examen de ganglios linfáticos:** Buscar signos de cáncer en los ganglios linfáticos.

- **Verificación de metástasis:** Examinar otras partes de su cuerpo para detectar cualquier propagación del cáncer.

- **Atributos de la lesión:** Medir el tamaño, la forma y la ubicación de la lesión y observar la velocidad de su crecimiento.

Estos calificadores ayudan a establecer el estadio del carcinoma de células basales.

Manejo y tratamiento

Tratamiento del carcinoma de células basales

Para abordar el carcinoma de células basales, su proveedor implementará tratamientos destinados a eliminar el cáncer de su cuerpo. Las opciones de tratamiento pueden incluir:

- **Electrodesecación y curetaje:** Se raspa el bulto canceroso con una cuerda y luego se quema con una aguja eléctrica especial.
- **Cirugía:** Extirpación del bulto o lesión cancerosa mediante un bisturí (incisión o cirugía de Mohs).
- **Crioterapia o Criocirugía:** Congelar el bulto canceroso para eliminarlo.
- **Quimioterapia:** Utiliza medicamentos potentes para eliminar las células cancerosas de su cuerpo.

- **Terapia Fotodinámica (PDT):** Aplicación de luz azul y un agente fotosensible a tu piel.
- **Terapia con láser:** Emplear láseres (rayos de alta energía) para extirpar el cáncer en lugar de utilizar un bisturí.

La elección del tratamiento depende de factores como su salud general, la edad, la ubicación del cáncer y el tamaño del carcinoma de células basales. Su proveedor adaptará el plan de tratamiento para que se adapte mejor a su diagnóstico individual.

Medicamentos para el tratamiento del carcinoma de células basales.

Si bien es poco común, si el carcinoma de células basales progresa a una etapa localmente avanzada o se propaga (metastatiza) a otra parte del cuerpo, la Administración de Alimentos y Medicamentos de los EE. UU. (FDA, por sus siglas en inglés) ha aprobado dos medicamentos para el tratamiento:

- **Vismodegib:**Aprobado para el tratamiento del CBC localmente avanzado o metastásico.
- **Sonido Gib:** Aprobado para BCC localmente avanzado.

Estos medicamentos se consideran para personas que pueden no ser candidatas adecuadas para cirugía o radioterapia. Vismodegib y sonidogib pueden provocar varios efectos secundarios, siendo los más comunes calambres musculares, cambios en el gusto y caída del cabello. Es fundamental evitar el embarazo durante el tratamiento y durante varios meses después de su finalización.

Prevención del carcinoma de células basales

Si bien es posible que no sea posible prevenir todos los casos de carcinoma de células basales, usted puede mitigar su riesgo al:

- **Protección solar:** Evitar la exposición al sol de 10 a 16 horas.

- **Evitar las camas de bronceado:** Manténgase alejado de las camas de bronceado.

- **Uso de protector solar:**Aplicar protector solar con un SPF de 30 o más diariamente y volver a aplicarlo cada dos horas cuando esté al aire libre o realice actividades como nadar.

- **Ropa protectora:** Usar ropa con protección solar incorporada (UPF), sombreros de ala ancha y gafas de sol.

- **Autoexamen de piel:** Realizar un autoexamen mensual para identificar cualquier bulto o lesión inusual en la piel.

- **Visitas anuales al dermatólogo:** Solicitar un examen cutáneo anual por parte de un dermatólogo.

- **Contacto del proveedor de atención médica:** Comunicarse con su proveedor de atención médica si nota algún cambio o tiene preguntas sobre su piel.

- **Uso de nicotinamida:** Tomar nicotinamida (vitamina B3) en dosis de 500 miligramos dos veces al día, lo que puede reducir el riesgo de desarrollar nuevos carcinomas de células basales y carcinomas de células escamosas.

Pronóstico / Vigilancia

Qué esperar de tener carcinoma de células basales

El pronóstico para las personas diagnosticadas con carcinoma de células basales (CCB) es excelente. El BCC rara vez se propaga a otras áreas del cuerpo y causa daño.

Hay pocas posibilidades de que BCC pueda regresar después de que lo hayas eliminado. Si nota una nueva lesión alrededor de la cicatriz debido a un tratamiento anterior, visite a su proveedor de atención médica de inmediato.

Cuándo consultar al proveedor de atención médica

Es importante comunicarse con un proveedor de atención médica cada vez que tenga un problema de la piel que no se resuelve por sí solo. Si desarrolla nuevas marcas en la piel, si tiene un lunar que se agranda o si experimenta algún síntoma como dolor o picazón asociado con el bulto o lesión en la piel, comuníquese con un proveedor.

Preguntas para hacerle a su médico

- ¿En qué etapa se encuentra mi diagnóstico?
- ¿Se propagó el cáncer a otras partes de mi cuerpo?
- ¿Necesito ver a un dermatólogo?
- ¿El tratamiento que recomienda tiene efectos secundarios?

Preguntas frecuentes adicionales sobre el carcinoma de células basales

¿Cuál es la diferencia entre el carcinoma de células basales y otros cánceres?

El carcinoma de células basales (CCB) es un tipo común de cáncer de piel que puede afectar su salud. Otros tipos de cáncer de piel incluyen:

- **Carcinoma de células escamosas (CCE):** Este es el segundo tipo de cáncer de piel más común después del BCC. Es causada por la sobreproducción de células escamosas en la piel que crean tumores cancerosos. El lugar más común para que se forme el CCE cutáneo es la piel expuesta al sol en la cabeza, el cuello, el tronco y las extremidades.

- **Melanoma:** El melanoma es un tipo de cáncer de piel que comienza en los melanocitos (células) que son responsables de darle pigmento a la piel. El melanoma es menos común que el BCC o el SCC, pero puede propagarse rápidamente por todo el cuerpo si no se detecta y trata a tiempo.

¿Qué es un precáncer?

La queratosis actínica (QA) no es una forma de cáncer de piel. Representa el crecimiento de células en la epidermis como resultado de una exposición prolongada al sol. Aunque esta afección en sí es benigna (no cancerosa), tiene el potencial de progresar a cáncer de piel, específicamente carcinoma de células escamosas. Las queratosis actínicas se observan comúnmente en áreas expuestas al sol como la cabeza, el cuello, las orejas, los labios, los brazos y las piernas.

El descubrimiento de un bulto canceroso en la piel puede resultar inquietante. Sin embargo, el carcinoma de células basales (CCB) es prevalente y existen tratamientos eficaces para eliminar rápidamente el cáncer y restablecer su rutina normal. La prevención del carcinoma de células basales implica protegerse de los rayos ultravioleta del sol y evitar las camas de bronceado. Si nota nuevos bultos o protuberancias en la piel, comuníquese de inmediato con su proveedor de atención médica para que lo examine y le dé tratamiento inmediato.

¿Qué sucede si el carcinoma de células basales no se trata?

Si no recibe tratamiento para el carcinoma de células basales, el cáncer de piel puede crecer lentamente e invadir tejidos más profundos como músculos, huesos y cartílagos. El BCC puede volverse doloroso y ulcerarse, lo que puede causar sangrado e infección.

En casos extremadamente raros, el carcinoma de células basales puede extenderse a otras partes del cuerpo y provocar efectos secundarios potencialmente mortales.

¿Existen efectos secundarios del tratamiento quirúrgico?

Cualquier tipo de extirpación quirúrgica dejará una cicatriz. Existe un bajo riesgo de sangrado o infección.

Escamoso Célula Carcinoma

Carcinoma de células escamosas

El carcinoma de células escamosas es un tipo de cáncer de piel causado por una sobreproducción de células escamosas en la epidermis, la capa superior de la piel. Exponer su piel a los rayos ultravioleta del sol lo pone en alto riesgo de contraer cáncer de piel. El tratamiento para extirpar el cáncer conduce a un pronóstico positivo si el cáncer se detecta y se trata a tiempo.

El carcinoma de células escamosas (CCE) o carcinoma cutáneo de células escamosas (CSCC) es la segunda forma más común de cáncer de piel después del carcinoma de células basales. Comienza en las células escamosas de la capa externa de la piel, la epidermis. Por lo general, los carcinomas de células escamosas se forman en áreas de la piel que reciben la mayor exposición al sol, como la cabeza, los brazos y las piernas. El cáncer también se puede formar en áreas del cuerpo donde hay membranas mucosas, que son el revestimiento interno de los órganos y cavidades del cuerpo, como la boca, los pulmones y el ano.

¿A quién afecta el carcinoma de células escamosas?

El carcinoma de células escamosas puede afectar a cualquier persona. Usted corre mayor riesgo si:

- tener a largo plazo exposición al sol o daño solar a la piel a una edad temprana.

- Tener tez pálida, ojos azules o verdes, cabello rubio o pelirrojo.

- Tener 65 años o más.

- Tiene un sistema inmunológico débil o recibió un trasplante de órgano.

- Tuvo exposición a sustancias químicas (cigarrillos, arsénico).

Las personas asignadas como varones al nacer (AMAB) tienen aproximadamente dos veces más probabilidades de desarrollar carcinoma de células escamosas. Las personas mayores de 50 años tienen más probabilidades de contraer SCC, pero la incidencia ha aumentado en personas menores de 50 años.

¿Qué tan común es el carcinoma de células escamosas?

Más de 1 millón de personas reciben un diagnóstico de carcinoma de células escamosas en los EE. UU.

51

cada año. La tasa de SCC ha aumentado aproximadamente un 200% en los últimos 30 años.

Tipos de carcinoma de células escamosas

Existen diferentes tipos de carcinoma de células escamosas según dónde y cuánto cáncer hay en su cuerpo:

- **Cutáneo:** Cáncer que solo afecta la capa superior de la piel (in situ) o cáncer que se propaga más allá de la capa superior de la piel.

- **Metastásico:** Cáncer que se propaga a otras partes del cuerpo más allá de la piel.

Types of Squamous Cell carcinoma (SCC)

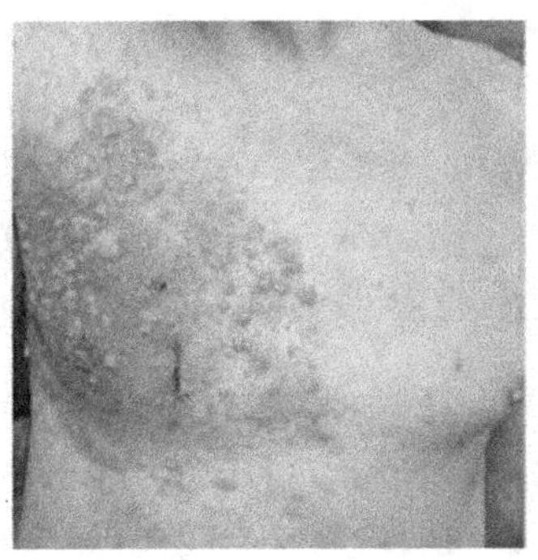

Cutaneous

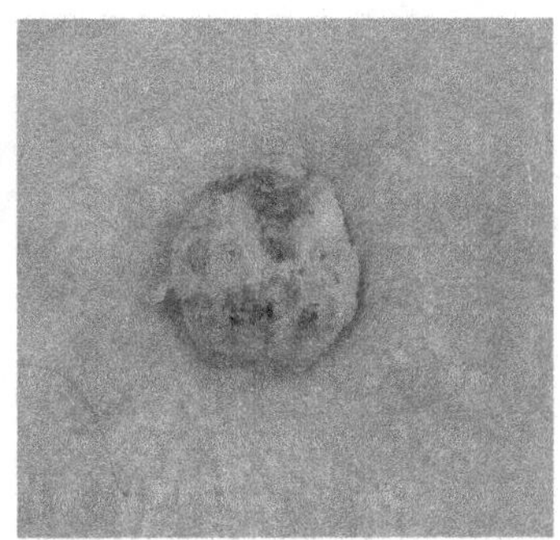

Metastatic

Síntomas y causas

Síntomas del carcinoma de células escamosas

Los síntomas del carcinoma de células escamosas incluyen cambios en la piel como:

- Una sensación áspera, un bulto o un crecimiento que puede formar una costra y sangrar.

- Un crecimiento que es más alto que la piel que lo rodea pero que se hunde (depresión) en el medio.

- Una herida o llaga que no sana, o una llaga que sana y luego regresa.

- Un área de piel plana, escamosa y roja que es más grande, aproximadamente 1 pulgada (2,5 centímetros).

Signos de carcinoma de células escamosas

Se forman protuberancias, manchas o lesiones cancerosas en la piel que pueden ser un signo de carcinoma de células escamosas, que incluyen:

- Un bulto o bulto que puede sentirse seco, con picazón, escamoso o tener un color diferente al de la piel que lo rodea (queratosis actínica).

- Una lesión en el labio inferior donde el tejido se vuelve pálido, seco y agrietado (queilitis). Esto puede provocar una sensación de ardor cuando se expone al sol.

- Manchas blancas o pálidas en la boca, la lengua, las encías o las mejillas (leucoplasia).

Ubicación en la parte de mi cuerpo.

Puede tener carcinoma de células escamosas en cualquier parte del cuerpo, pero es más común en:

- Piel.

- Boca, lengua y garganta (carcinoma oral).

- Cara, labios, nariz,orejas, párpados y cuero cabelludo.

- Estómago (esofágico o carcinoma epidermoide).

- Manos, brazos y piernas.

- Cavidad anal.

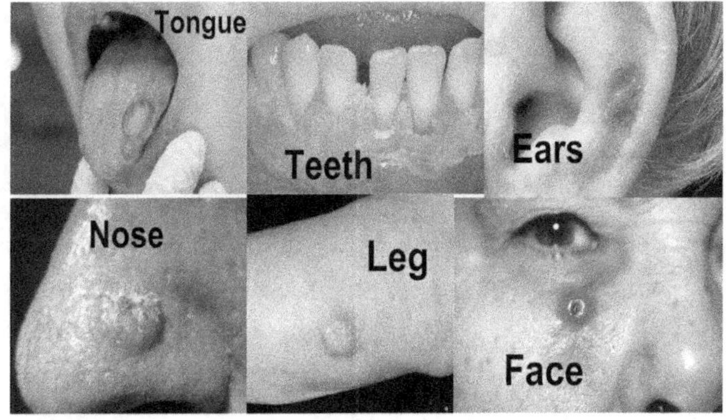

Causas del carcinoma de células escamosas

Una mutación a la*p53* El gen causa el carcinoma de células escamosas. La forma más común en que su*p53* El gen mutado se debe a la exposición a los rayos ultravioleta (UV) del sol o al uso de camas solares en interiores.

El*p53* El gen proporciona instrucciones para que las células se dividan y se repliquen para reemplazar las células cuando llegan al final de su vida útil. Su*p53* El gen es un supresor de tumores, lo que significa que el gen controla cuánto y con qué frecuencia las células deben crear nuevas células. Demasiadas células crean tumores, que pueden ser cancerosos.

Una mutación a la*p53* gen significa que sus células no tienen las instrucciones que necesitan para hacer su trabajo correctamente. Como resultado, las células escamosas se dividen y replican con demasiada frecuencia, lo que provoca que se formen tumores (protuberancias, bultos o lesiones) dentro y fuera de su cuerpo.

Diagnóstico y pruebas

Diagnóstico del carcinoma de células escamosas

Su proveedor de atención médica examinará físicamente el área de su cuerpo donde tiene síntomas, observando específicamente el tamaño, la forma y la ubicación del bulto o lesión. Su proveedor de atención médica también le hará preguntas para obtener más información sobre su historial médico y sus síntomas, que podrían incluir:

- ¿Cuándo notaste el bulto o lesión en tu piel?

- ¿Este bulto cambió de tamaño desde que notó los síntomas por primera vez?

- ¿Es doloroso o pica?

Pruebas Clínicas de diagnóstico del Carcinoma de Células Escamosas.

Después de su examen físico, su proveedor de atención médica podría ofrecerle pruebas para confirmar un diagnóstico, que podrían incluir:

- **Biopsia de piel:** Extracción de una pequeña muestra del tejido afectado para examinarlo al microscopio.

- **Pruebas de imagen (tomografía computarizada o'resonancia magnética):**

Su proveedor de atención médica utilizará una prueba de imágenes para identificar el tamaño del carcinoma debajo de la piel y ver si se diseminó a otras partes del cuerpo, especialmente a los ganglios linfáticos.

Etapas del carcinoma de células escamosas

Su proveedor de atención médica le asignará una etapa a su diagnóstico para identificar cuánto cáncer hay en su cuerpo. Las etapas les ayudan a elegir el tratamiento adecuado para usted. Hay cinco etapas del carcinoma de células escamosas:

- **Etapa 0:** El cáncer se encuentra sólo en la capa superior de la piel (epidermis). Esto también se llama carcinoma de células escamosas in situ.

- **Etapa I (1):** El cáncer se encuentra en las capas superior y media de la piel (epidermis y dermis).

- **Etapa II (2):** El cáncer se encuentra en las capas superior y media de la piel y se mueve para atacar los nervios o las capas más profundas de la piel (epidermis, dermis y subcutis).

- **Etapa III (3):** El cáncer se ha extendido más allá de la piel hasta los ganglios linfáticos.

- **Etapa IV (4):** El cáncer se ha extendido a otras partes de su cuerpo y a sus órganos como el hígado, los pulmones o el cerebro.

¿Se propaga el carcinoma de células escamosas?

El carcinoma cutáneo de células escamosas rara vez se disemina a otras partes del cuerpo (hacer metástasis). Si esto sucede, ocurre lentamente y puede poner en peligro la vida si no se trata. Sí nota cambios en su piel, comuníquese con su proveedor de atención médica de inmediato.

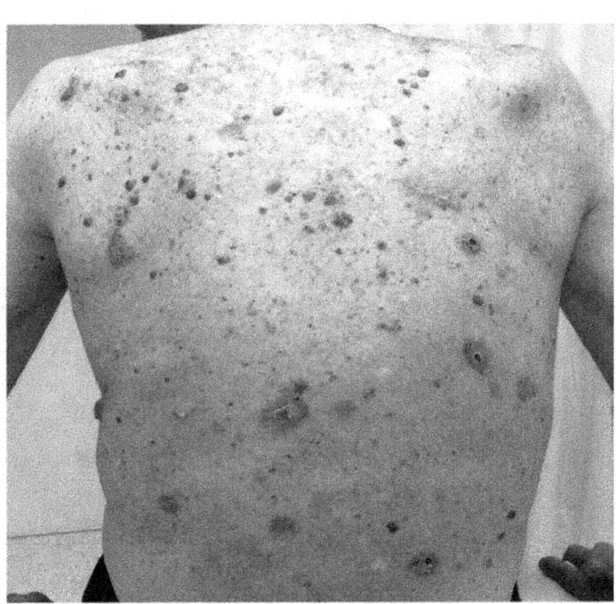

Manejo y tratamiento

Tratamiento del carcinoma de células escamosas

El tratamiento del carcinoma de células escamosas se centra en eliminar el cáncer del cuerpo. Sus opciones de tratamiento varían según el tamaño, la forma y la ubicación de su cáncer y podrían incluir:

- **Criocirugía:** Congelar las células cancerosas para destruirlas.

- **Terapia fotodinámica (PDT):** Usar luz azul y agentes sensibles a la luz para eliminar el cáncer de la piel.

- **Curetaje y electrodesecación:** Raspar el bulto canceroso con un instrumento parecido a una cuchara (cureta) y luego quemar el área con una aguja eléctrica.

- **Excisión:** Cortar el cáncer de su piel y volver a coserla.

- **cirugía de mohos**: Eliminación de capas de piel afectadas por el cáncer, más común en los cánceres faciales.

- **Quimioterapia sistémica:** Usar medicamentos poderosos para destruir las células cancerosas en su cuerpo.

Medicamentos para el tratamiento del carcinoma de células escamosas

Si tiene carcinoma de células escamosas invasivo o si el tratamiento para extirpar el cáncer quirúrgicamente no es adecuado para usted, su proveedor de atención médica podría ofrecerle medicamentos para tratar su diagnóstico. Los medicamentos podrían incluir:

- Cremas para la piel que contienen así o 5-fluorouracilo ayudan a tratar el carcinoma de células escamosas que se encuentra en la capa superior de la piel (epidermis).

- Cemiplimab-rwlc (Libtayo®) es una inmunoterapia para tratar formas avanzadas de carcinoma de células escamosas.

- pembrolizumab (Keytruda®) es una inmunoterapia para tratar el carcinoma de células escamosas que no se puede tratar con cirugía.

Prevención del carcinoma de células escamosas

Si bien no se pueden prevenir todos los tipos de carcinoma de células escamosas, se pueden tomar medidas para reducir el riesgo:

- Evitar la exposición excesiva al sol.

- Evite el uso de camas solares.

- Usar protector solar cuando esté al aire libre.

- Usar ropa y accesorios protectores del sol, incluidas gafas de sol, sombreros y ropa con protección UPF.

- Dejar de fumar.

- Evite exponerse a productos químicos sin usar equipo de protección personal.

Sí nota cambios en su piel, comuníquese con su proveedor de atención médica o visite a un dermatólogo para un examen de piel profesional.

Outlook/Pronóstico

Qué esperar al tener carcinoma de células escamosas

La mayoría de los casos de carcinoma de células escamosas tienen un pronóstico positivo y una excelente tasa de supervivencia si se recibe un diagnóstico temprano. La detección y el tratamiento tempranos evitan que el tumor crezca y daña otras partes del cuerpo.

Si su proveedor de atención médica le extirpa el cáncer, existe la posibilidad de que regrese en el futuro.

Asegúrese de hacer un seguimiento con su proveedor de atención médica para verificar que no tenga cáncer. También es importante proteger su piel de los rayos UV cuando esté al aire libre.

Cuando consulte a su médico

Comuníquese con su proveedor de atención médica si:

- Tiene algún cambio en la piel que le preocupa, incluido un nuevo bulto, lunar o llaga que no sana, o cambios en un lunar o mancha que ha tenido durante algún tiempo.

- Debe programar su cita anual de control cutáneo con su dermatólogo.

- Tiene efectos secundarios o complicaciones relacionadas con su tratamiento para el carcinoma de células escamosas, como dolor, sangrado o picazón.

Preguntas para hacerle a su médico

- ¿Qué etapa del carcinoma de células escamosas tengo?

- ¿Necesito cirugía para extirpar el cáncer de mi cuerpo?

- ¿Necesito ver a un dermatólogo?

- ¿El tratamiento tiene efectos secundarios?

Preguntas frecuentes adicionales sobre el carcinoma de células escamosas

¿Cuál es la diferencia entre el carcinoma de células escamosas y el carcinoma de células basales?

Tanto el carcinoma de células escamosas (CCE) como carcinoma de células basales (CCB) son tipos de cáncer de piel que se pueden contraer por una exposición excesiva al sol (rayos ultravioleta). Una sobreproducción de células escamosas o basales causa ambas afecciones. Los carcinomas de células escamosas se pueden formar en la piel (epidermis) de la misma manera que lo hace el BCC, pero el SCC también se puede formar donde hay membranas mucosas del cuerpo, que incluyen el interior de la boca, la garganta, los pulmones y los genitales.

¿Qué es el carcinoma de células escamosas in situ?

El carcinoma de células escamosas in situ también se conoce como enfermedad de Bowen. El término "in situ" significa que las células cancerosas se encuentran sólo en la capa superior de la piel (epidermis). Los lugares más comunes para encontrar la enfermedad de

Bowen son las áreas de la piel expuestas al sol, pero la afección también puede aparecer en la piel cerca de la cavidad anal y los genitales, como en los labios o la vulva (cáncer de vulva).

Puede resultar aterrador encontrar un nuevo bulto en la piel que conduzca a un diagnóstico de cáncer. Pero el tratamiento del carcinoma de células escamosas es eficaz para eliminar el cáncer del cuerpo. Tome medidas para prevenir el carcinoma de células escamosas protegiendo los rayos ultravioleta del sol. Llame a su proveedor de atención médica si encuentra nuevos bultos o protuberancias en su piel, y hágalo examinar y tratar de inmediato.

¿Cuáles son los efectos secundarios de los tratamientos para el carcinoma de células escamosas?

El efecto secundario más común del tratamiento del carcinoma de células escamosas son los cambios cosméticos en la piel, como cicatrices, después de que su proveedor de atención médica extirpa el cáncer de su cuerpo.

Si toma medicamentos de inmunoterapia para tratar su cáncer, hable con su proveedor de atención médica sobre los efectos secundarios de las drogas.

¿Qué tan pronto después del tratamiento me sentiré mejor?

La cantidad de tiempo que su cuerpo necesita para sanar después del tratamiento varía para cada persona. La Forma de tamaño y la ubicación también afectan el tiempo de curación después del tratamiento. En promedio, la mayoría de las personas se recuperarán entre dos y cuatro semanas después del tratamiento para eliminar el cáncer de su cuerpo. Su proveedor de atención médica se reunirá con usted unas semanas después del tratamiento para asegurarse de que su cuerpo se esté recuperando adecuadamente y de que el tratamiento haya sido exitoso en la eliminación del cáncer.

Melanoma Piel Cáncer

METRO cáncer de piel

El melanoma es el cáncer de piel más invasivo y con mayor riesgo de muerte. Si bien es un cáncer de piel grave, es altamente curable si se detecta a tiempo. La prevención y el tratamiento temprano son fundamentales, especialmente si tienes la piel clara, el cabello rubio o pelirrojo y los ojos azules.

El melanoma, que significa "tumor negro", es el tipo más peligroso decáncer de piel. Crece rápidamente y tiene la capacidad de propagarse a cualquier órgano.

El melanoma proviene de células de la piel llamadas melanocitos. Estas células producen melanina, el pigmento oscuro que le da color a la piel. La mayoría de los melanomas son de color negro o marrón, pero algunos son rosados, rojos, morados o del color de la piel.

Alrededor del 30% de los melanomas comienzan en los ya existentes, pero el resto comienza en piel normal. Esto hace que sea especialmente importante prestar atención a los cambios en la piel porque la mayoría de los melanomas no comienzan como lunares. Sin embargo, la cantidad de lunares que tenga puede ayudar a predecir el riesgo de que su piel desarrolle melanoma.

Es importante saber si se encuentra en un grupo de alto riesgo de desarrollar cáncer de piel tipo melanoma. Debido a la rápida tasa de crecimiento de los melanomas, un retraso en el tratamiento a veces puede significar la diferencia entre la vida y la muerte. Conocer su riesgo puede ayudarle a estar más atento a los cambios en su piel y solicitar exámenes cutáneos, ya que los melanomas tienen una tasa de curación del 99% si se detectan en las primeras etapas. La detección temprana es importante porque el éxito del tratamiento está directamente relacionado con la profundidad del crecimiento canceroso.

¿Qué tan común es el cáncer de piel tipo melanoma?

El melanoma representa sólo alrededor del 1% de todos los cánceres de piel, pero causa la gran mayoría de las muertes relacionadas con el cáncer de piel. Es uno de los cánceres más comunes en jóvenes menores de 30 años, especialmente en mujeres jóvenes.

La incidencia del melanoma ha aumentado dramáticamente en los últimos 30 años. Es ampliamente aceptado que los niveles crecientes de exposición a los rayos ultravioleta (UV) son una de las principales razones de este rápido aumento en el número de casos de melanoma.

¿Dónde puedo contraer melanoma en mi cuerpo?

Puedes contraer melanoma en cualquier zona de tu cuerpo. El melanoma puede incluso formarse en los ojos y los órganos internos. Los hombres son más propensos a desarrollar melanoma en el tronco, a menudo en la parte superior de la espalda. Las mujeres tienen más probabilidades de tener melanoma en las piernas.

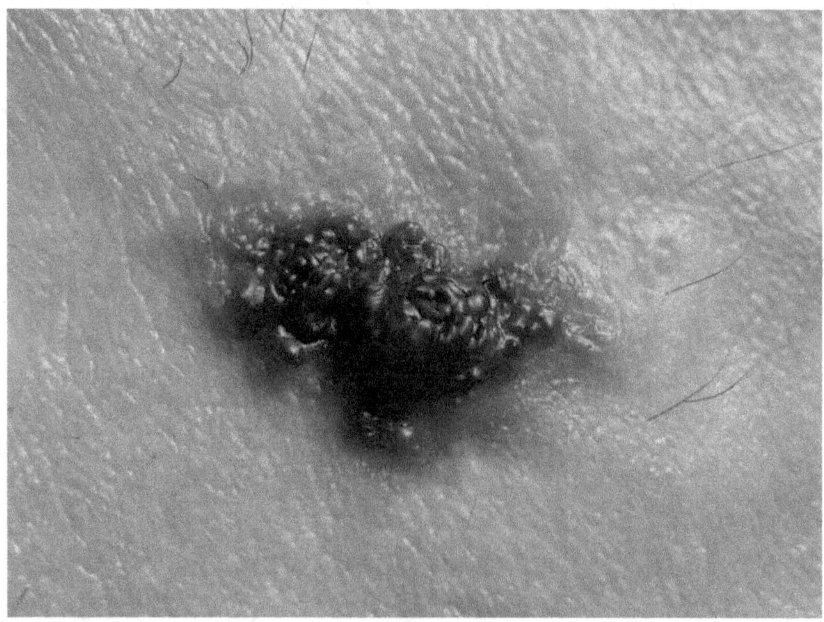

Síntomas y causas

Signos y síntomas del cáncer de piel tipo melanoma

Saber cómo detectar el melanoma es importante porque los melanomas tempranos son altamente tratables. El melanoma puede aparecer como lunares, parches escamosos, llagas abiertas o protuberancias elevadas.

Utilice el dispositivo de memoria "ABCDE" de la Academia Estadounidense de Dermatología para conocer las señales de advertencia de que una mancha en la piel puede ser melanoma:

- **Asimetría:** Una mitad no coincide con la otra mitad.

- **Borde:** Los bordes no son lisos.

- **Color:** El color es moteado y desigual, con matices de marrón, negro, gris, rojo o blanco.

- **Diámetro:** La mancha es más grande que la punta de un borrador de lápiz (6,0 mm).

- **Evolucionando:** La mancha es nueva o cambia de tamaño, forma o color.

Algunos melanomas no se ajustan a la regla ABCDE, así que informe a su médico sobre cualquier llaga que no desaparezca, bultos o erupciones inusuales o cambios en su piel o en cualquier lunar existente.

Otra herramienta para reconocer el melanoma es el signo del patito feo. Si uno de tus lunares se ve diferente a los demás, es el patito feo y debes verlo con un dermatólogo.

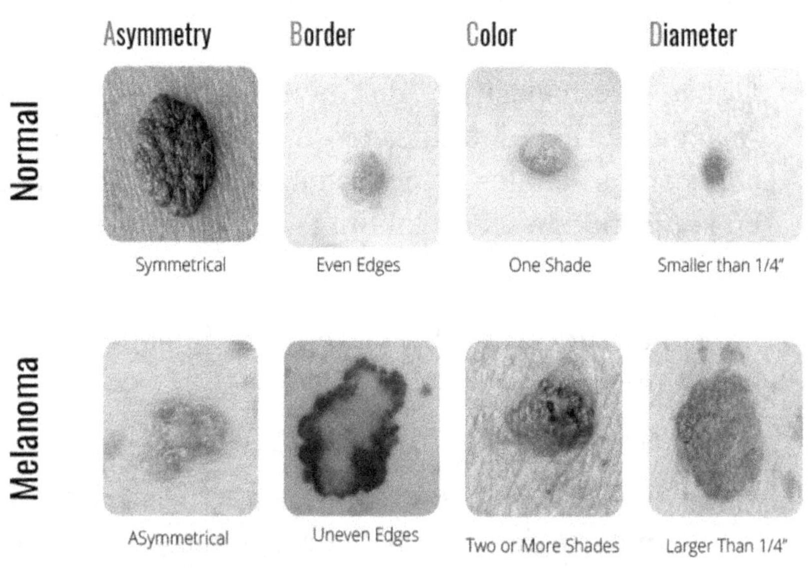

Causas del cáncer de piel tipo melanoma

La mayoría de los expertos coinciden en que un factor de riesgo importante para el melanoma es la sobreexposición a la luz solar, especialmente quemaduras solares cuando se es joven. Las estadísticas nos dicen que el 86% de los melanomas son causados por los rayos ultravioleta (UV) solares. ¿Cómo causa el sol cáncer de piel? La exposición a los rayos UV puede causar daño al ADN de una célula, provocando cambios en genes particulares que afectan la forma en que las células crecen y se dividen. La posibilidad de que surjan problemas surge cuando el ADN de la piel se daña y esas células comienzan a reproducirse.

La radiación ultravioleta de las camas de bronceado también aumenta el riesgo de melanoma y ha sido designada carcinógena (que causa cáncer) por la Organización Mundial de la Salud. El uso de camas de bronceado puede estar relacionado con más de 6000 casos de melanoma por año en los Estados Unidos.

Aunque cualquier persona puede desarrollar melanoma, se observa un mayor riesgo de desarrollar la enfermedad en personas con:

- Una historia personal de melanoma.

- Antecedentes familiares de melanoma.

- Piel clara, pecas, cabello rubio o pelirrojo y ojos azules.

- Exceso de exposición al sol, incluidas quemaduras solares con ampollas.

- Una dirección cerca del ecuador o en elevaciones elevadas; vivir en estos lugares puede aumentar su exposición a los rayos UV.

- Una historia de uso de camas solares.

- Muchos lunares, especialmente lunares atípicos.

- Un sistema inmunológico debilitado.

El melanoma es más común en personas de raza blanca, pero puede ocurrir en personas de todo tipo de piel. Las personas con piel más oscura suelen padecer melanoma en las palmas de las manos, las plantas de los pies y las uñas.

Diagnóstico y pruebas

Diagnóstico del cáncer de piel melanoma

Si tiene un lunar u otra mancha que parece sospechosa, su médico puede examinarlo y observar bajo el microscopio para ver si contiene células cancerosas. Esto se llama una biopsia.

Después de que su médico reciba los resultados de la biopsia de piel que muestran evidencia de células de melanoma, el siguiente paso es determinar si el melanoma se ha propagado. A esto se le llama puesta en escena. Una vez diagnosticado, el melanoma se clasificará en función de varios factores, como la profundidad a la que se ha extendido y su apariencia bajo el microscopio. El espesor del tumor es la característica más importante para predecir los resultados.

Los melanomas se agrupan en las siguientes etapas:

- **Etapa 0** (Melanoma in situ): El melanoma se encuentra sólo en la capa superior de la piel (la epidermis).

- **Etapa I(1):** Melanoma primario de bajo riesgo sin evidencia de diseminación. Esta etapa generalmente es curable con cirugía.

- **Etapa II (2):** Hay características que indican un mayor riesgo de recurrencia, pero no hay evidencia de propagación.

- **Etapa III (3):** El melanoma se ha diseminado a los ganglios linfáticos cercanos o a la piel cercana.

- **Etapa IV(4):** El melanoma se ha diseminado a ganglios linfáticos o piel más distantes o se ha diseminado a órganos internos.

Pruebas clínicas utilizadas para diagnosticar las etapas del cáncer de piel tipo melanoma

Existen varias pruebas que su médico puede utilizar para estadificar su melanoma. Su médico puede utilizar estas pruebas:

- **Biopsia del ganglio linfático centinela:** Los pacientes con melanomas de más de 0,8 mm de profundidad, aquellos que tienen ulceración bajo el microscopio en tumores de cualquier tamaño u otras características menos comunes bajo el microscopio, pueden necesitar una biopsia de los ganglios linfáticos centinela para determinar si el melanoma se ha diseminado. Los pacientes diagnosticados mediante una biopsia de ganglio linfático centinela tienen tasas de supervivencia más altas que aquellos diagnosticados con melanoma en los ganglios linfáticos mediante un examen físico.

- **Exploración por tomografía computarizada (TC):** Una tomografía computarizada puede mostrar si hay melanoma en sus órganos internos.

- **Exploración por imágenes por resonancia magnética (MRI):** Se utiliza una resonancia magnética para detectar tumores de melanoma en el cerebro o la médula espinal.

- **Exploración por tomografía por emisión de positrones (PET):** Una exploración por TEP puede detectar melanoma en los ganglios linfáticos y otras partes del cuerpo alejadas de la mancha cutánea original del melanoma.

- **Análisis de sangre:** Se pueden utilizar análisis de sangre para medir la lactato deshidrogenasa (LDH) antes del tratamiento. Otras pruebas incluyen niveles de química sanguínea y recuentos de células sanguíneas.

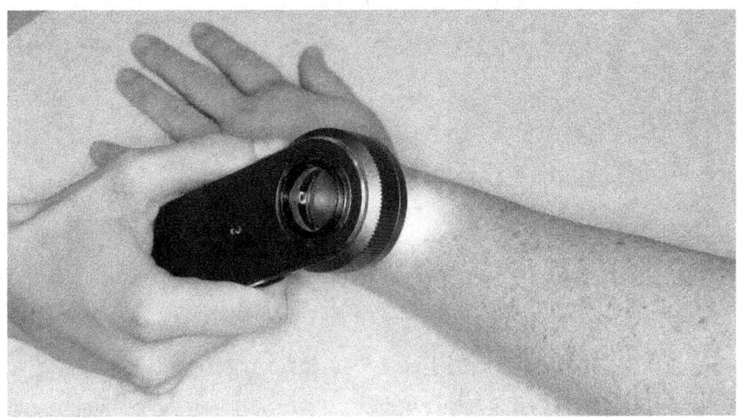

Manejo y tratamiento del cáncer de piel tipo melanoma

Su tratamiento para el melanoma dependerá del estadio del melanoma y de su salud general.

La cirugía suele ser el tratamiento principal para el melanoma. El procedimiento implica extirpar el cáncer y parte de la piel normal que lo rodea. La cantidad de piel sana extraída dependerá del tamaño y la ubicación del cáncer de piel. Por lo general, la escisión quirúrgica del melanoma se puede realizar con anestesia local en el consultorio del dermatólogo. Los casos más avanzados pueden requerir otros tipos de tratamiento además de la cirugía o en lugar de ella.

Tratamientos para el cáncer de piel tipo melanoma:

- **Cirugía de Melanoma:**En las primeras etapas, la cirugía tiene una alta probabilidad de poder curar su melanoma. Generalmente realizado en un consultorio, un dermatólogo adormece la piel con un anestésico local y elimina el melanoma y los márgenes (piel circundante sana).

- **Linfadenectomía:** En los casos en que el melanoma se haya diseminado, es posible que sea necesaria la extirpación de los ganglios linfáticos cercanos al sitio del diagnóstico primario. Esto puede prevenir la propagación a otras áreas de su cuerpo.

- **Metastasectomía:** La metastasectomía se utiliza para extirpar pequeños fragmentos de melanoma de los órganos.

- Terapia dirigida contra el cáncer: en esta opción de tratamiento, se utilizan medicamentos para atacar células cancerosas específicas. Este enfoque "dirigido" persigue las células cancerosas y deja intactas las células sanas.

- **Radioterapia:** La radioterapia incluyen tratamientos con rayos de alta energía para atacar las células cancerosas y reducir los tumores.

- **Inmunoterapia**: La inmunoterapia estimula su propio sistema inmunológico para ayudar a combatir el cáncer.

Algunos pacientes con cáncer de piel pueden participar en un ensayo clínico. Un ensayo clínico es un programa de investigación realizado con pacientes para evaluar un tratamiento médico, fármaco o dispositivo.

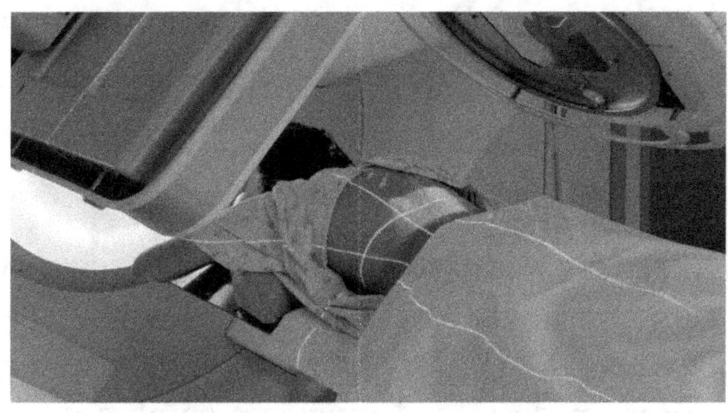

Radioterapia

Prevención del cáncer de piel tipo melanoma

¿Se puede prevenir el melanoma?

Puede reducir su riesgo de melanoma protegiéndote de exceso de sol y quemaduras solares.

- Evite el sol y busque la sombra, especialmente entre las 10 a. m. y las 4 p. m.

- No utilice camas solares. Utilice un bronceador en spray (cosmético) en su lugar.

- Siempre que sea posible, use sombreros con alas, gafas de sol, camisas de manga larga y pantalones.

- Use un protector solar de amplio espectro con un factor de protección de la piel (SPF) de 30 o más y vuelva a aplicarlo con frecuencia, generalmente cada 1,5 horas o más a menudo si está nadando o sudando.

- Utilice un bálsamo labial con protector solar.

- No olvide aplicar protector solar a niños pequeños y bebés mayores de 6 meses.

La detección temprana es importante para minimizar los riesgos asociados con el melanoma. Asegúrese de informar a su médico sobre cualquier lunar, llaga o decoloración de la piel nuevos o cambiantes. Además, pídale a su médico que realice de forma rutinaria un análisis total de la piel para buscar signos de cáncer de piel.

La dieta como factor importante para evitar el cáncer

La Sociedad Estadounidense del Cáncer aboga por una dieta basada en plantas en lugar de una dieta basada en animales como parte de un plan saludable para evitar todos los cánceres. Cada vez hay más evidencia que sugiere que las plantas tienen un gran impacto en cualquier lucha contra el cáncer porque son nutritivas, no contienen colesterol y son ricas en fibra.

No hay duda de que una dieta saludable puede proteger tu sistema inmunológico. Tener un sistema inmunológico fuerte es importante para ayudar al cuerpo a combatir las enfermedades. Algunas investigaciones han demostrado que la dieta mediterránea es una opción saludable que puede ayudar a prevenir el desarrollo del cáncer. Hable con su proveedor de atención médica sobre el papel que desempeñan los alimentos en la reducción de los riesgos de cáncer.

Algunos alimentos saludables para la piel y el sistema inmunológico a considerar incluyen:

- **Beber té diariamente:** Los polifenoles (antioxidantes que se encuentran en las plantas) ayudan a fortalecer el sistema inmunológico. El té verde contiene más polifenoles que el té negro.

- **Alto consumo de verduras:** Comer zanahorias, verduras crucíferas y de hojas verdes está relacionado con la prevención del melanoma cutáneo (invasivo).

- **Ingesta semanal de pescado:** Los participantes del estudio que comieron pescado semanalmente parecieron evitar desarrollar la enfermedad en comparación con aquellos que no comieron pescado semanalmente.

Tras años de debate entre dermatólogos sobre los efectos protectores de los antioxidantes en la prevención del cáncer de piel, investigaciones recientes muestran un vínculo entre la ingesta de antioxidantes de alimentos frescos y no desarrollar la enfermedad. No se ha demostrado que los antioxidantes contenidos en los suplementos sean eficaces para prevenir el cáncer de piel. Hoy en día, más dermatólogos recomiendan una dieta rica en alimentos integrales ricos en antioxidantes.

Pronóstico / Estancia

Qué esperar o tener en cuenta al tener cáncer de piel tipo melanoma

La mayoría de los cánceres de piel se pueden curar si se tratan antes de que tengan la posibilidad de propagarse. Sin embargo, los casos más avanzados de melanoma pueden ser fatales. Cuanto antes se detecte y extirpe el cáncer de piel, mayores serán sus posibilidades de recuperarse por completo.

Cuándo llamar a su médico

Debe hacerse un examen de la piel por parte de un médico si tiene alguno de los siguientes síntomas:

- Antecedentes personales de cáncer de piel o lunares atípicos (nuevos).

- Antecedentes familiares de cáncer de piel.

- Antecedentes de exposición intensa al sol cuando era joven y quemaduras solares dolorosas o con ampollas.

- Lunares grandes nuevos o numerosos.

- Un lunar que cambia de tamaño, color o forma.

- Cualquier lunar que pica, sangra o está sensible.

Una nota de la Clínica Cleveland

Recibir un diagnóstico de melanoma puede dar miedo. Observe su piel y sus lunares para detectar cualquier cambio yver Acuda a su médico con regularidad para que le realice exámenes de la piel, especialmente si tiene la piel clara, y le brindará las mejores posibilidades de detectar el melanoma en sus etapas tempranas, cuando es más tratable.

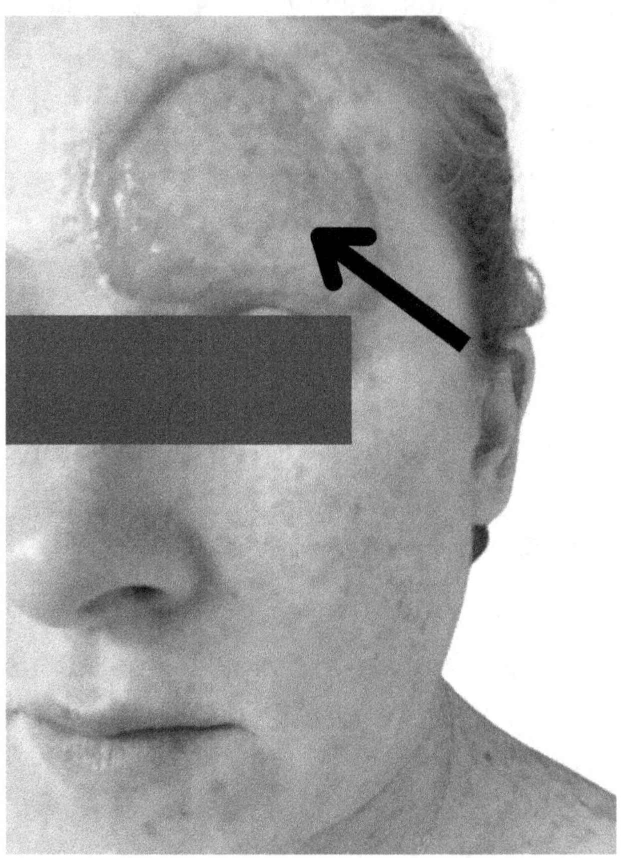

<u>Sección 5</u>

lunares

Tipo de piel

Un lunar en la piel también se conoce como nuevo o lunar. Es muy común tener lunares y la mayoría son inofensivos. No son contagiosos y no deberían doler, picar ni sangrar. Un lunar puede durar hasta 50 años. Consulte a su médico o dermatólogo habitual si sospecha que un lunar es anormal.

Supiel es el órgano más grande de tu cuerpo. Los lunares en la piel (un "nevo" o "nevo" son los términos médicos) son crecimientos en la piel que varían en color desde el tono natural de la piel hasta el marrón o el negro. Los lunares pueden aparecer en cualquier parte de la piel o de las mucosas, solos o en grupos.

La mayoría de los lunares cutáneos aparecen en la primera infancia y durante los primeros 20 años de vida. Es normal que una persona tenga entre 10 y 40 lunares al llegar a la edad adulta.

El ciclo de vida de un topo promedio es de unos 50 años. A medida que pasan los años, los lunares suelen cambiar lentamente, volviéndose elevados y de color más claro. A menudo, se desarrollan pelos en el lunar. Algunos lunares no cambiarán en absoluto y otros desaparecerán lentamente con el tiempo.

¿Cuáles son los tipos de lunares en la piel?

- **Nevos comunes:** Este es un lunar normal, un pequeño crecimiento en la piel que es rosado, tostado o marrón y tiene un borde distintivo.

- **Nevos congénitos:** Estos son lunares descubiertos en tu piel cuando naciste. Los nuevos congénitos ocurren en aproximadamente una de cada 100 personas. Es más probable que estos lunares se conviertan en melanoma que los lunares que aparecen después del nacimiento. Si su lunar en la piel tiene más de ocho milímetros de diámetro, tiene mayor riesgo de volverse canceroso.

- **Nevos displásicos:** Estos lunares son más grandes que la goma de un lápiz y tienen una forma irregular. Nuevos displásicos tiende a tener un desigual color con centros marrón oscuro y bordes más claros e irregulares. Estos lunares tienden a ser hereditarios (heredados) y las personas que los tienen pueden tener más de 100 lunares. Si tienen nuevos displásicos, tienen mayores posibilidades de desarrollar melanoma maligno (canceroso). Un dermatólogo debe comprobar cualquier cambio en un lunar para detectar cáncer de piel.

¿Qué tan comunes son los lunares?

Los lunares son muy comunes. La mayoría de las personas tiene entre 10 y 40 de ellos.

¿Dónde aparecen los lunares con mayor frecuencia?

La mayoría de los lunares crecen en partes del cuerpo que reciben luz solar (radiación ultravioleta). Es posible que observe que le salen más lunares cuanto más tiempo esté al sol.

¿Son contagiosos los lunares?

No, los lunares no son contagiosos.

¿Duelen los lunares?

Si los lunares de su piel son sensibles o dolorosos, debe consultar a un dermatólogo.

¿Los lunares pican?

Si le pican los lunares de la piel, debe consultar a un dermatólogo.

¿Es normal que los lunares sangren?

Debes consultar a un dermatólogo si tus lunares sangran.

¿Las lesiones pigmentadas son lo mismo que los lunares?

A "lesión pigmentada" es un término general que incluye lunares normales, pecas solares o'manchas de la edad' (léntigos). Si bien la mayoría de las lesiones pigmentadas no se vuelven cancerosas, si tiene muchas lesiones o lesiones inusuales, debe consultar a un dermatólogo con regularidad para un examen completo de la piel. El seguimiento regular permite al dermatólogo identificar cambios en las lesiones que parecen "sospechosas". Un cambio puede provocar una biopsia de piel (extracción de una muestra del lunar para un examen detallado bajo un microscopio), lo que puede ayudar a determinar si una lesión no es cancerosa (benigna), melanoma u otro tipo de cáncer de piel.

¿Qué significa si tengo un lunar nuevo después de los 30 años?

Tenga siempre cuidado si tiene más de 30 años y encuentra un lunar nuevo. Probablemente sea inofensivo, pero aun así debe consultar a su proveedor de atención médica.

Síntomas y causas

Causa lunares en la piel

Los lunares ocurren cuando las células de la piel crecen en grupos en lugar de esparcirse por toda la piel. La mayoría de los lunares están formados por células llamadas melanocitos, que producen el pigmento que le da a la piel su color natural.

Factores de riesgo para los lunares en la piel.

Exceso de luz solar.

¿Qué hace que los lunares de la piel se oscurezcan?

Los lunares pueden oscurecerse después de la exposición al sol, durante el embarazo y la pubertad. Durante el embarazo, los lunares suelen cambiar de manera uniforme debido a efectos hormonales. Por ejemplo, pueden oscurecerse o agrandarse. Sin embargo, si un lunar cambia de manera irregular o desigual, haga que un dermatólogo lo evalúe.

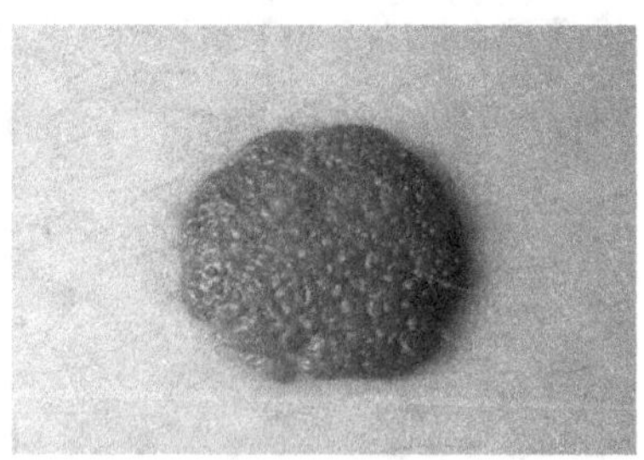

Diagnóstico y pruebas

¿Por qué debería revisar mi piel en busca de lunares?

La piel es el órgano más grande del cuerpo humano y uno de los pocos órganos que puedes ver. Ser proactivo en la prevención del cáncer de piel es importante para su salud. Esto es especialmente cierto si:

- Tienes la piel clara.

- Tienes muchos lunares en tu cuerpo.

- Los miembros de su familia inmediata tienen muchos lunares, lunares atípicos o antecedentes de cáncer de piel.

Además de limitar su exposición a la luz solar y usar protector solar todos los días, examinar sus lunares aumenta las posibilidades de detección temprana y tratamiento del melanoma y otros tipos de cáncer de piel.

Dermatólogos(Los médicos expertos en la piel) recomiendan que se examine la piel todos los meses. La mayoría de los lunares son benignos (no cancerosos). Sí nota cambios en el color o la apariencia de un lunar, haga que un dermatólogo lo evalúe. También debe hacerse revisar los lunares si sangran, supuran, pican, tienen escamas o se vuelven sensibles o dolorosos.

Qué buscar al examinar los lunares de la piel

La mayoría de los lunares cutáneos son benignos (no cancerosos). Los lunares que son motivo de preocupación médica son aquellos que se ven diferentes a otros lunares existentes en su cuerpo (conocidos como el "signo del patito feo") o aquellos que aparecen en su piel después de los 30 años. Sí nota cambios en el color de cualquier lunar, grosor, tamaño o forma, debes consultar a un dermatólogo. También debe hacerse revisar los lunares si sangran, supuran, pican, se descaman o se vuelven sensibles o dolorosos.

Examina tu piel con un espejo o pídale a alguien que te ayude. Preste especial atención a las áreas de su piel que suelen estar expuestas al sol, como la cara, las manos, las piernas (especialmente en las mujeres), los brazos, el pecho y la espalda (especialmente en los hombres).

Los ABCDE son signos importantes de lunares que podrían ser cancerosos. Si un lunar muestra alguno de los signos que se enumeran a continuación, haga que un dermatólogo lo revise inmediatamente:

- **Asimetría:** Si la mitad de tu lunar en la piel no coincide con la otra mitad.

- **Borde:** Si el borde o los bordes de su lunar están irregulares, borrosos o irregulares.

- **Color:** Si el color de su lunar no es el mismo en todas partes o tiene tonos de varios colores, como tostado, marrón, negro, azul, blanco o rojo.

- **Diámetro:** Si el diámetro de tu lunar es mayor que la goma de borrar de un lápiz.

- **Elevación/Evolución:** Si su lunar se eleva después de estar plano o cambia en un corto período de tiempo.

La ubicación más común del melanoma en los hombres es la espalda; en las mujeres, es la parte inferior de la pierna. El melanoma es el cáncer más común en mujeres de 25 a 29 años.

¿Cómo determina un dermatólogo si los lunares son motivo de preocupación?

No es necesario eliminar los lunares normales (benignos) de la piel (al hacerlo, dejarán una cicatriz).

Si su dermatólogo determina que el lunar es motivo de preocupación, realizará una biopsia de piel, en el que se toma una pequeña muestra del lunar para examinar bajo un microscopio. Por lo general, se puede hacer un diagnóstico en menos de una semana. Si se descubre que el lunar es canceroso, es necesario eliminarlo completamente.

Si le preocupa que un lunar esté cambiando o si ve signos preocupantes, comuníquese con su dermatólogo para que le examine el lunar.

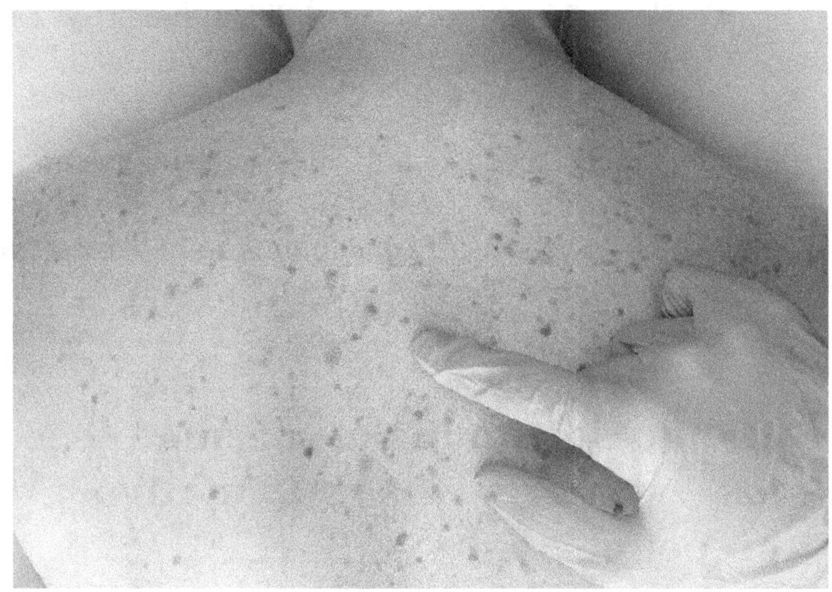

Manejo y tratamiento de los lunares cutáneos

Quien trata/Gestiona ¿Malos?

Su proveedor de atención médica habitual podría derivarlo a un dermatólogo, un proveedor de atención médica que se especializa en la piel.

¿Debería la piel lunar ser eliminada?

No es necesario eliminar un lunar de piel normal. Si decide que se lo quiten, es probable que le quede una cicatriz.

¿Cómo se eliminan los lunares de la piel?

No intente eliminar un lunar usted mismo, incluso si está usando algún tipo de producto de venta libre que quema, congela o usa láser para eliminar crecimientos de la piel como marcas en la piel, lunares y pecas. No sólo podrías contraer una infección, sino que, sin saberlo, podrías extirpar un melanoma (cáncer de piel). El cáncer de piel puede propagarse a otros órganos si no se detecta a tiempo, y una forma de detectarlo es identificar un lunar anormal.

¿Cuáles son los tratamientos caseros para los lunares?

Los proveedores de atención médica recomiendan que no utilice ningún tratamiento casero en sus lunares. Si tiene alguna inquietud, hable con un dermatólogo.

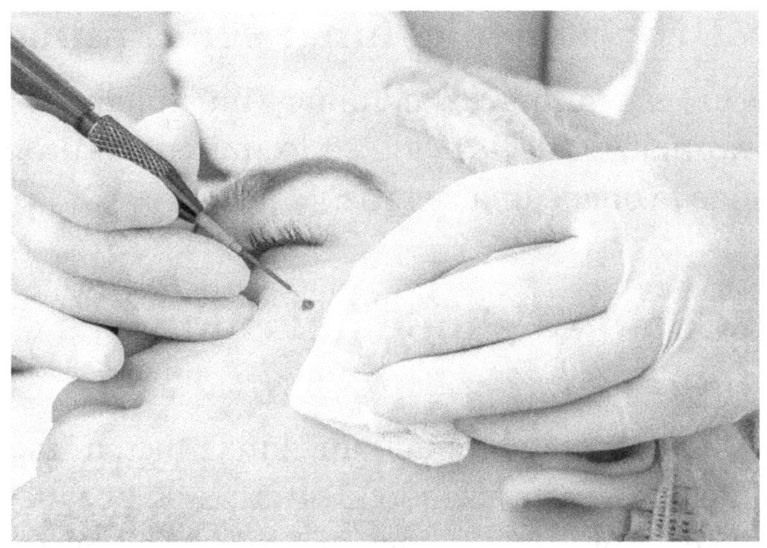

Prevención de lunares en la piel

¿Se pueden prevenir los lunares?

Los lunares son crecimientos naturales de la piel que no se pueden prevenir. Sin embargo, usted puede ser proactivo en la prevención del cáncer de piel (o detectarlo temprano) al:

- Limitar la cantidad de luz solar que recibe.

- Usar protector solar todos los días.

- Examinar tus lunares al menos una vez al mes en busca de irregularidades.

Ser proactivo en la prevención del cáncer de piel es importante para su salud. Esto es especialmente cierto si:

- Tienes la piel clara.

- Tienes muchos lunares en tu cuerpo.

- Los miembros de su familia inmediata tienen muchos lunares, lunares atípicos o antecedentes de cáncer de piel.

Además de limitar su exposición a la luz solar y usar protector solar todos los días, examinar sus lunares aumenta las posibilidades de detección temprana y tratamiento del melanoma y otros tipos de cáncer de piel.

Los dermatólogos recomiendan que te examines la piel todos los meses. La mayoría de los lunares son benignos (no cancerosos). Sí nota cambios en el color o la apariencia de un lunar, haga que un dermatólogo lo evalúe. También debe hacerse revisar los lunares si sangran, supuran, pican, tienen escamas o se vuelven sensibles o dolorosos.

Cómo examinar tu piel en busca de lunares

- Realizar autoexámenes de piel todos los meses. Es mejor examinar su piel después del baño o la ducha, mientras la piel aún está húmeda.

- Utilice un espejo de cuerpo entero (si tiene uno), así como un espejo de mano, para verlo más de cerca. Pídale ayuda a un miembro de la familia, si está disponible, para los lugares más difíciles, como la espalda.

- Intente examinarse de la misma manera todos los meses para no perderse ninguna área. Comienza por la cabeza y avanza hacia abajo. Observe todas las áreas de su cuerpo (incluido el frente, la espalda y los lados de cada área, y las uñas de las manos y los pies). También asegúrese de revisar las áreas "ocultas": entre los dedos de las manos y los pies, la ingle, las plantas de los pies y la parte posterior de las rodillas.

- No olvide revisar minuciosamente su cuero cabelludo y cuello en busca de lunares.

- Lleve un registro de todos los lunares de su cuerpo y su apariencia. Tome una foto con una regla y fecha. De esa forma notarás si los lunares cambian. Si cambian de alguna manera (en color, forma, tamaño, borde, etc.), o si desarrolla una llaga que no sana, debe consultar a un dermatólogo. También pídale a su dermatólogo que examine cualquier lunar nuevo que considere sospechoso.

Siempre debes sospechar de un nuevo lunar que se desarrolla después de los 30 años. Muchos de los crecimientos que aparecen después de los 30 años son crecimientos inofensivos asociados con la edad y no lunares; sin embargo, si nota un nuevo crecimiento, debe consultar a su dermatólogo. Él o ella examinará el crecimiento y realizará una biopsia de piel, si está indicado.

Los lunares pueden desarrollarse en cualquier superficie cutánea (piel) o mucosa (boca, ojos, genitales). Si has tenido melanoma (o tienes fuertes antecedentes familiares de melanoma), además de los exámenes de rutina realizados por un dermatólogo, debes realizarte controles anuales con un dentista, oftalmólogo (oftalmólogo) y ginecólogo para buscar lunares en estos. ubicaciones especiales.

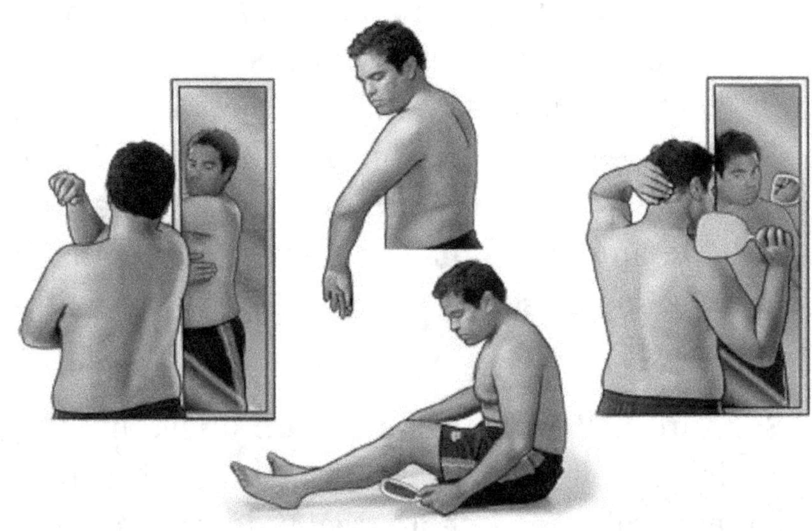

Pronóstico / Estancia

¿Cuáles son las complicaciones de los lunares?

La complicación más importante es que algunos lunares pueden convertirse en melanoma.

¿Cuánto tiempo tendré lunares en la piel?

Los lunares pueden durar hasta 50 años.

¿Los lunares de la piel pueden desaparecer solos?

Sí. 50 años es aproximadamente el tiempo máximo para un lunar.

Cómo cuidar los lunares de tu piel

No es necesario que trates tus lunares de manera diferente que el resto de tu piel, excepto examinarlos al menos una vez al mes.

A la mayoría de las personas les salen lunares. Son comunes, normales. Los lunares casi siempre son inofensivos. Simplemente esté atento a cualquier irregularidad comprobando o haciendo que alguien de su confianza lo haga por usted una vez al mes. Recuerde, si un lunar muestra alguno de los signos que se enumeran a continuación, haga que lo revisen de inmediato:

- **Asimetría:** Si la mitad de tu lunar en la piel no coincide con la otra mitad.

- **Borde:** Si el borde o los bordes de su lunar están irregulares, borrosos o irregulares.

- **Color:** Si el color de su lunar no es el mismo en todas partes o tiene tonos de varios colores, como tostado, marrón, negro, azul, blanco o rojo.

- **Diámetro:** Si el diámetro de tu lunar es mayor que la goma de borrar de un lápiz.

- **Elevación/Evolución:** Si su lunar se eleva después de estar plano o cambia con el tiempo.

¡No dude en comunicarse con su proveedor de atención médica si tiene inquietudes!

www.ingramcontent.com/pod-product-compliance
Lightning Source LLC
Chambersburg PA
CBHW070911260726
48661CB00004B/1695